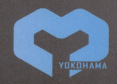

Surgery of
the Anus
Matsushima
Method

松島流
肛門疾患
手術

Why and How
we do it

なぜそうするのか？

|監修| 松島　誠　宮島伸宜
|編集| 松島小百合

南江堂

■ 監　修

松島　　誠　まつしま まこと　松島病院総院長（医療法人恵仁会理事長）
宮島　伸宜　みやじま のぶよし　松島病院大腸肛門病センター院長

■ 編　集

松島小百合　まつしま さゆり　松島病院大腸肛門病センター外来部門長［外科］

■ 執　筆（執筆順）

宮島　伸宜　みやじま のぶよし　松島病院大腸肛門病センター院長
松村奈緒美　まつむら なおみ　松島病院大腸肛門病センター肛門科長
松島小百合　まつしま さゆり　松島病院大腸肛門病センター外来部門長［外科］
下島　裕寛　しもじま やすひろ　松島病院大腸肛門病センター副院長
河野　洋一　こうの よういち　松島病院大腸肛門病センター手術部門長
岡本　康介　おかもと こうすけ　松島病院大腸肛門病センター副院長／肛門病・IBD・排便機能センター長
彦坂　吉興　ひこさか よしおき　松島病院大腸肛門病センター医局長補佐
紅谷　鮎美　べにや あゆみ　松島病院大腸肛門病センター病棟部門長［外科］
酒井　　悠　さかい ゆう　松島病院大腸肛門病センター医局長

序　文

　このたび，松島病院から最新の肛門疾患手術書「松島流 肛門疾患手術－なぜそうするのか？」を編纂・出版することになった．

　本書は，1924（大正13）年に初代 松島善三の開院した「内科・外科・肛門科 松島醫院」から，一昨年 2023（令和5）年に新病院として移転新築した現在の「松島病院 大腸肛門病センター」まで続く，肛門病診療の経験と研鑽を記録・研究し，その成果を臨床の場で繰り返し検証しながら具現化してきた松島病院 大腸肛門病センターにおける「今」の診療と手術について記載しているものである．

　松島病院は，年間外来新規患者数 8,673 名，年間 6,443 例の入院手術と 2,453 例の外来手術を行う high volume center であり（数値は 2023 年度），本書は当院に在籍する経験豊富な指導医・専門医によって監修・編集・執筆されている．単に手術術式・方法の一般的説明にとどまらず各手術における「コツ」や「ピットフォール」，さらには実際の手術室でどのような理由と目的でどこをどのように処置し手を進めるかを，第一助手として指導医が直接指導するがごとく著されている．

　さらに，肛門疾患には同一病名であってもさまざまなバリエーションや複数の疾患が併存することもまれではなく，そのような症例の治療についても具体的に記載されている．また，症例ごとにすなわち患者一人一人で体質や知覚，皮膚・粘膜・筋層などの質の相違は千差万別であり，患者ごとに求めるものが医療者との間で相違することも少なくはないのが現状であり，これらの課題にも応えられるものとなっていると自負している．

　以上のような点が本書の大きな特長であり，副題に「なぜそうするのか？」と名づけた理由でもあるが，「第Ⅰ章 序論」に全体の見取り図を提示しているので，まずはそちらをご覧いただきたい．

　現在の日本の肛門疾患の教育は卒前・卒後を通じてまだ十分とは言えない部分があり，肛門科の診療においては数多くの症例を経験できる専門施設での修練が必要である．一方，わが国のこの領域の医療水準は世界の中で極めて高いものであると認められているところではあるが，肛門科診療の将来を考え，国内だけの評価にとどまらない医療を進めるべきであると考える．

　医学において，特に治療学は日進月歩であり，本書も刊行後またいずれ改訂することになると思うが，松島病院の 100 年間の経験・成果の結晶である本書が，肛門病に関する医学の未来の進歩発展にいささかでも貢献できるなら望外の喜びである．

2025 年 2 月

松島　　誠

目　次

第Ⅰ章　序　論 ———————————————— 宮島　伸宜　1

第Ⅱ章　総　論 ————————————————————— 5

A. 手術に必要な解剖と用語 ———————————— 松村奈緒美　6
1. 肛門管の上皮 ……………………………………………… 6
2. 肛門腺 …………………………………………………… 7
3. 肛門管周囲の筋 ………………………………………… 7
4. 肛門の血管 ……………………………………………… 10
5. 肛門の神経 ……………………………………………… 10
6. 肛門管周囲の組織間隙 ………………………………… 10

B. 手術の考え方 ———————————————————— 12
1. 痔　核 ……………………………………… 松島小百合　12
2. 直腸粘膜脱 ………………………………… 下島　裕寛　16
3. 裂　肛 ……………………………………… 河野　洋一　19
4. 痔瘻，直腸肛門周囲膿瘍 ………………… 岡本　康介　22
5. 直腸脱 ……………………………………… 宮島　伸宜　33
6. 膿皮症 ……………………………………… 彦坂　吉興　36
7. 毛巣洞 ……………………………………… 紅谷　鮎美　40
8. 尖圭コンジローマ ………………………… 彦坂　吉興　43

C. 肛門部手術の麻酔 ———————————————— 松村奈緒美　47
1. 外来手術（局所麻酔下処置）…………………………… 47
2. 手術室での肛門疾患全般の手術（腰椎麻酔，静脈麻酔）……… 47
3. 手術室における全身麻酔手術 ………………………… 49

D. 体位，セッティング ———————————————— 酒井　悠　51

E. 手術に必要な器具 ————————————————— 酒井　悠　53
1. 準備しておく器具 ……………………………………… 53
2. 使用する糸 ……………………………………………… 56

F. 術前検査で問題となる併存疾患 ——————————— 酒井　悠　58
1. 糖尿病 …………………………………………………… 58
2. 免疫抑制薬服用 ………………………………………… 58
3. 放射線治療後 …………………………………………… 59
4. 腎機能障害 ……………………………………………… 59
5. 肝機能障害 ……………………………………………… 59
6. 血小板異常，凝固異常，抗血栓薬服用 ……………… 60
7. 緑内障 …………………………………………………… 60
8. 炎症性腸疾患 …………………………………………… 61

第Ⅲ章 各 論 63

A. 痔核の手術 ——— 松島小百合 64
1. 待機手術：結紮切除術 64
2. 嵌頓痔核の手術 71
3. 難易度の高い手術 74
4. 硬化療法 77
5. 痔核結紮切除術中の pitfall と次の一手 80
6. 術後合併症と対処方法 82
7. 各治療法の特徴と利点・欠点 84

B. 直腸粘膜脱の手術（MuRAL 法） ——— 下島 裕寛 86
1. MuRAL 法の概要 86
2. 手技の解説 87
3. MuRAL 法と他の治療法との比較 92

C. 裂肛の手術 ——— 河野 洋一 94
1. 肛門狭窄がある場合 94
2. 肛門狭窄が軽度の場合 100
3. 術後合併症と対処方法 101

D. 痔瘻の手術 102
1. 低位・高位筋間痔瘻（ⅡL 型・ⅡH 型） ——— 下島 裕寛 102
2. Ⅲ型痔瘻 ——— 岡本 康介 113
3. Ⅳ型痔瘻と複雑な痔瘻 ——— 岡本 康介 127
4. 術後合併症と対処方法 ——— 岡本 康介 131
5. Crohn 病の痔瘻に対する手術 ——— 紅谷 鮎美 133

E. 直腸脱の手術 ——— 宮島 伸宜 139
1. 経会陰手術 139
2. 経腹的手術 148

F. 膿皮症の手術 ——— 彦坂 吉興 156
1. 膿瘍期と慢性期 156
2. 手術創のデザイン 156
3. 痔瘻を合併している場合 158
4. 病変が広範囲の場合 159
5. 術後合併症と対処方法 162

G. 毛巣洞の手術 ——— 紅谷 鮎美 163
1. 手術の概要 163
2. 手術創のデザイン 164
3. 一次縫合は可能か，一次縫合できない場合の処置 165

H. 尖圭コンジローマの手術 ——— 彦坂 吉興 168
1. コンジローマの切除方法 168
2. 手術以外の治療法 170
3. 術後合併症と対処方法 170

索 引 173

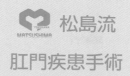

松島流

肛門疾患手術

第Ⅰ章 序 論

なぜそうするのか？

肛門科手術のスタンダード化

　「松島流肛門疾患手術　なぜそうするのか？」は，手術手技に特化して解説する教科書を作成することを目的として刊行した．外科手術には術者によっていくつもの手技があり，これは肛門疾患の手術に限ったことではない．たとえば「がん」に対する手術方法も施設によってアプローチの順番や剥離方法，リンパ節郭清手技にバリエーションがあり，多くの手術書が刊行されている．腹腔鏡下手術やロボット手術の手術書を読むと精緻な術中写真やイラストとともに，その施設で行っている手術手技の詳細と手技に対する理由付けがなされていることが多い．

　肛門科においても同様で，多くの施設がさまざまな手術手技を報告しており，手術終了後の最終形は同じでもプロセスが異なっている．肛門疾患を専門としている施設においてはこれまでの症例数と経験に基づいて最良と思われる手術を行っていることは当然であるが，専門でない病院で肛門手術を行おうとする外科医にとってはハードルが高いと言わざるをえない．痔核の手術一つを例に挙げても，

①どの痔核から手をつけるか
②最初の皮膚切開はどの位置か
③切開の長さは
④切開の幅は
⑤切開の深さは
⑥剥離はどこまで行うか
⑦根部結紮はいつ，どのような手技で行うか
⑧半閉鎖の針の深さは
⑨半閉鎖はどこまで行うか
⑩運針の幅はどれくらいか
⑪そもそも糸は何を使うべきか

など，質問はいくつあっても足りないほどである．

　専門施設においては当たり前のように問題なく行っている手技であってもこれから肛門疾患を学ぼうとしている外科医にとってはこうした課題の一つ一つがハードルの高い問題である．また専門施設でないと症例数が少ないことも，ハードルを高くしている原因の一つになっている．

　若手医師が上記のような質問を肛門疾患の手術中に上級医に質問した場合には明確な回答を与えることが要求される．どのような外科手術においても手技の「スタンダード化」は重要なテーマであると考える．基準となる手技が身につくことで標準的な手術をマスターすることができるとともに，困難症例に遭遇したときに自身の手技と照らし合わせて対処可能か専門病院に紹介するべきかの判断が容易になる．また，基本手技から発展して今後，困難症例に立ち向かうことも可能になる．

本書の目的とコンセプト

　本書においては手技を「スタンダード化」して，①当院をはじめとする専門施設の医師がさらに手技を向上させること，②現在外科医として専門病院以外の施設で手術を行う際のランドマークとなること，③これから肛門手術を学ぼうとする医師にとっての教科書となること，を目的とした．

　本書のコンセプトは以下のとおりである．
①解剖や総論は手術に必要なものを記載すること
②イラストや写真を多く用いること
③切開，剥離を行うときは位置，深さ，長さを示し，その理由を記載すること
④日常遭遇する症例を網羅すること
⑤困難症例に関しても記載すること

本書の構成と内容

　「第Ⅱ章　総論」では「A. 手術に必要な解剖と用語」，「B. 手術の考え方」，「C. 肛門部手術の麻酔」，「D. 体位，セッティング」，「E. 手術に必要な器具」，「F. 術前検査で問題となる併存疾患」について述べた．これらは手術に至るまでに必要な事項である．

　すべての外科手術において解剖の把握は必須である．肛門疾患の手術においては筋肉，血管の走行の把握は手術を安全に行うためには重要である．「根治性」と「機能温存」といういわば相反する命題を両立する必要がある．肛門疾患は良性疾患であるため，手術適応は慎重に決定するべきである．肛門の状態だけでなく，患者側の症状や苦痛に寄り添った適応決定が必要である．

　術野の視野確保はすべての外科手術で重要なことである．良好な術野を得るための体位と，その理由についても考察を行っている．また，視野確保のための器具も手術を安全で確実に施行するために必要であり，おのおのの器具の特徴や利点，欠点についても解説した．

　「第Ⅲ章　各論」では「A. 痔核の手術」，「B. 直腸粘膜脱の手術（MuRAL法）」，「C. 裂肛の手術」，「D. 痔瘻の手術」，「E. 直腸脱の手術」，「F. 膿皮症の手術」，「G. 毛巣洞の手術」，「H. 尖圭コンジローマの手術」の8項目を取り上げた．これらは一般診療においても遭遇する可能性が高い疾患である．

　痔核は最も遭遇する頻度の高い疾患である．待機手術においては前述した疑問にすべて答えることができるようになっている．嵌頓痔核や難易度が高い痔核手術は手技的にハードルが高いものである．十分な経験を積んだ後に行う手技であるが，一般的な手術との差を明らかにした．結紮切除法だけでなく，硬化療法の利点，欠点についても解説を行った．術中に遭遇しうるpitfallとその対処法，術後合併症に対する対処法は知っておくべき事項であり，詳説した．

　直腸粘膜脱は，排便障害を伴っている可能性がある疾患であるが一般診療では診断が困

難な場合がある．専門病院が行うことが多い疾患であるが当院で行っている手術法について解説を行った．

裂肛は肛門狭窄の程度によって術式を選択する必要がある．内肛門括約筋の損傷を最小限にとどめることが重要である．裂肛の程度による術式について解説した．

痔瘻は術前の診断と分類が非常に重要である．不用意に手術を行うと再発や術後の括約筋不全をきたす可能性がある．本項目では痔瘻の分類と術式の選択について述べている．単純と思われるⅡ型でも瘻管の走行によって術式を選択する必要がある．Ⅲ型，Ⅳ型痔瘻は専門病院でも治療法の選択に頭を悩ませる場合も少なくない．膿瘍，不良肉芽や膿瘍形成後の死腔が残存している場合には術式を考慮する必要がある．痔瘻の場合は手術後にも不良肉芽，遺残膿瘍などをきたす場合もある．また，痔瘻は多発する場合もあるため，肛門括約筋の機能を極力損ねないような術式を選択する必要がある．

Crohn病に合併する痔瘻の特徴と治療方針についても別に項目を立てて解説した．

直腸脱は手術を行わなければ治癒が得られない疾患であり，経会陰手術と経腹的手術の適応と手技について解説した．

膿皮症は膿瘍期と慢性期に分類される．手術方法，手術範囲の決定が重要である．痔瘻が合併していることもあるので術前の正確な診断が必要である．手術法とともに，本邦で認可されているアダリムマブでの薬物治療にも言及した．

毛巣洞もときに遭遇する疾患である．痔瘻との鑑別が必要になるが，手術が必要な疾患である．手術創のデザインが重要であり，一次縫合の可否についても考慮する必要がある．

尖圭コンジローマについては，内科的治療，外科的治療について解説した．

解説したすべての疾患について，手術の考え方，手術する場合には「どの部位を」，「どのように」，「どこまで」切開や剥離を行うのか，それは「なぜか」ということが読者に伝わるように記述することを心がけた．筆者が若手医師であった時期に肛門疾患の助手をした際に上級医に質問してもこれらの疑問に明確な回答が得られなかったこともあり，長年鬱屈としていた記憶がある．問いに明確な回答を出すことで手術手技が「スタンダード化」できるものと考えている．前述したように手術の細かい手技に関しては施設間の差があることは当然であるが，治療に関してのコンセプト自体は同一であろう．

これまで多くの肛門疾患に対する手術手技に関する刊行物が発行されているが，本書の手術のコンセプトと解説は，これから肛門疾患の手術を学ぼうとする若手医師のみならず，外科医として肛門疾患手術に携わっているすべての医師の疑問に答えうるものだと自負している．

本書が多くの医師の目に触れ，手術時の参考になることを願うとともに，多数のご意見を頂戴できれば幸甚である．

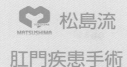

松島流
肛門疾患手術

第Ⅱ章　総　論

Contents

A. 手術に必要な解剖と用語
B. 手術の考え方
　1. 痔　核
　2. 直腸粘膜脱
　3. 裂　肛
　4. 痔瘻, 直腸肛門周囲膿瘍
　5. 直腸脱
　6. 膿皮症
　7. 毛巣洞
　8. 尖圭コンジローマ
C. 肛門部手術の麻酔
D. 体位, セッティング
E. 手術に必要な器具
F. 術前検査で問題となる併存疾患

なぜそうするのか？

A 手術に必要な解剖と用語

　肛門とは消化管末端部位の総称で，その解剖は排便の生理機能と表裏一体のものである．一般に肛門は臀裂を開いたときに見える肛門縁とその内側の肛門括約筋によって締められた肛門管を形成する組織を指す．

　肛門管には2つの定義があり，肛門縁から歯状線までを解剖学的肛門管と呼ぶが，「大腸癌取扱い規約（第9版）」[1]では肛門縁から恥骨直腸筋付着部上縁までの管状部を肛門管と規定しており，これを外科的肛門管と呼ぶ（**図1**）．

　以下単に肛門管と記載した場合は外科的肛門管を指す．

1　肛門管の上皮

　肛門管上縁の上皮はピンク色で平坦な直腸粘膜であるが，その下方はやや白色調となり，縦方向にカーテンのようなヒダが走っている．ヒダの高いところを肛門柱（anal column），ヒダの間の溝を肛門洞（anal sinus）といい，肛門柱の上端を結んだ線を

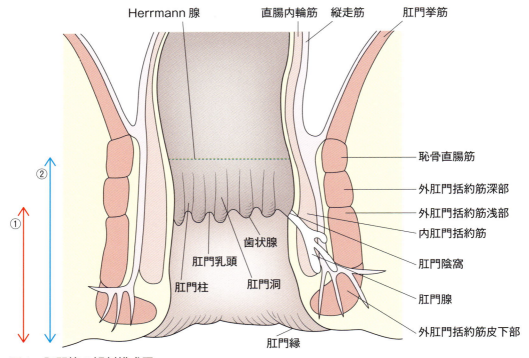

図1　肛門管の解剖模式図
①：解剖学的肛門管（肛門縁から歯状線まで）
②：外科的肛門管（肛門縁から恥骨直腸筋付着部上縁まで）

Herrmann 線という．肛門柱の下端は肛門乳頭（anal papilla）を，肛門洞の下端は肛門陰窩（anal crypt）を形成し，肛門乳頭と肛門陰窩を結んだ線が歯状線である．Herrmann 線から歯状線の間の上皮は立方上皮，円柱上皮，扁平上皮などが重層しており，内胚葉と外胚葉の移行部にあたることから移行帯上皮と呼ばれる．

歯状線から肛門縁までは肛門管の下方約 2/3 を占め，肛門上皮（anoderm）で覆われる．通常の皮膚よりも薄く，付属器を欠いた重層扁平〜立方上皮であり，明らかな角化を伴わないのが特徴である．なお，肛門上皮と肛門周囲皮膚との境界は Hilton 線と呼び，その尾側外方は皮脂腺，毛髪など付属器を持つ通常の皮膚となる．「大腸癌取扱い規約（第 9版）」[1] では，外陰部を除く肛門縁から 5 cm までの範囲を肛門周囲皮膚と定義している．

2 肛門腺

肛門洞の下端である肛門陰窩には肛門腺（anal gland）が開口している．肛門陰窩から細菌が侵入し，肛門腺で初発感染巣を形成し周囲組織へ炎症が波及することで膿瘍や痔瘻の原因となる（cryptoglandular infection theory）．

3 肛門管周囲の筋

肛門管の筋肉構造は，内層は内肛門括約筋，外層は外肛門括約筋およびそれに連続する漏斗状の肛門挙筋よりなる．

a. 内肛門括約筋

内肛門括約筋（internal anal sphincter muscle）は，直腸固有筋層の直腸内輪筋に連続した平滑筋が，肛門管部分で肥厚した部位である．術中白色の輪走する筋として認識される．自律神経支配の不随意筋で平滑筋であり，非排便時の肛門管の閉鎖を行い，肛門内圧の最大静止圧の 55 〜 85％を構成すると考えられている．また，排便や排ガス時など，直腸に圧刺激を加えると弛緩する（直腸肛門反射）．長さは 2.5 〜 5 cm で，下縁は肛門縁の0.5 〜 1.0 cm のところにあり，厚さは 1 〜 5 mm で歯状線から尾側に 1 cm くらいの位置が最も厚くなっている．また，一部は枝分かれして肛門粘膜下筋（Treitz 筋）を形成し，筋層や痔静脈叢を上皮に固定させる役割を果たしている[2]．

b. 縦走筋

直腸外縦筋は内外肛門括約筋間を下行し，外肛門括約筋の皮下部を貫く自律神経支配の不随意筋である．貫いた縦走筋は皮下に達し，後方では上方に向かい尾骨の背面にまで達しこれが肛門尾骨靱帯を形成する[3]．

c. 外肛門括約筋

外肛門括約筋（external anal sphincter muscle）は，内肛門括約筋を外側から筒状に取り囲むように存在する随意筋で，横紋筋であり，術中ピンク色に見える．体性神経である下直腸神経，会陰神経の支配を受け，皮下部（subcutaneous），浅部（superficial），深部（deep）の3つよりなる．

1）皮下部

肛門管下端の皮下で，肛門を輪状に取り巻き肛門を閉じる働きをしている（図2）．肛門指診で肛門縁のやや外側，内・外肛門括約筋の間に触れる輪状の窪みを筋間溝（intersphincteric line, white line of Hilton）と呼び，その外側に位置する縦走筋に貫かれた筋であり，浅部と区別される．

2）浅　部

外肛門括約筋の中で最強・最大の筋で，肛門管を左右から包み込むように強力に働く．前後の筋束は細いが両側方は太い筋肉で，前方は会陰腱中心に入り込み，後方は尾骨後面に付着して尾骨仙尾靱帯を形成し，肛門管を後方へ牽引している（図2）．

3）深　部

肛門管の上部を輪状に囲み，前半分の一部は坐骨に付着し，後ろ半分は恥骨直腸筋と癒合し，その境界は明瞭ではない．

肛門管が閉鎖されているときの最大静止圧の構成割合は，内肛門括約筋55％，外肛門括約筋30％，肛門クッション15％とされ，静止圧は歯状線の尾側約1.0 cmが最も強い[4]．また，最大随意収縮圧が一番強いのは肛門管の最下端で，外肛門括約筋皮下部の筋収縮によるとされる．

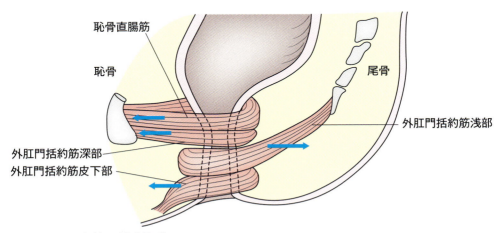

図2　肛門の収縮に働く筋群
→：力の働く方向
恥骨直腸筋と外肛門括約筋深部は恥骨に固定され肛門管を前方に，外肛門括約筋浅部は尾骨に固定され後方に，外肛門括約筋皮下部は前方に引くように肛門を締めつけている．
以下の文献を参考に作成．
（永澤康滋ほか：消化器外科 **20**：285-294，1997）

d. 肛門挙筋

恥骨直腸筋(puborectalis muscle)，恥骨尾骨筋(pubococcygeus muscle)，腸骨尾骨筋(iliococcygeus muscle)の3つの骨格筋(横紋筋)よりなり，骨盤底部を形成し，骨盤内臓器を支え排便をコントロールする．恥骨尾骨筋は閉鎖筋膜前方と恥骨後面から肛門尾骨靭帯に至る筋肉であり，腸骨尾骨筋は坐骨棘と閉鎖筋膜後方から生じて肛門尾骨部靭帯に至る筋肉である．

恥骨直腸筋は恥骨後面に起始・終始があり，U字型に肛門上部の後ろを回って直腸を上前方に吊り上げる係蹄(puborectalis sling)を作る．これにより肛門直腸角(anorectal angle)が形成され，排便時以外の便の貯留に重要な役割を果たす．

e. 会陰筋群

肛門前方の筋で浅・深会陰横筋，球海綿体筋，坐骨海綿体筋からなる．女性では浅外肛門括約筋は肛門括約筋の前方・腟の後方に存在する会陰腱中心に付着し，左右の球海綿体筋と浅会陰横筋は肛門括約筋浅部の左右外側に合流する．また，深会陰横筋は肛門括約筋深部に合流する．このことは，女性は男性に比し痔瘻が前側方に多いことと関連していると考えられている(図3)．

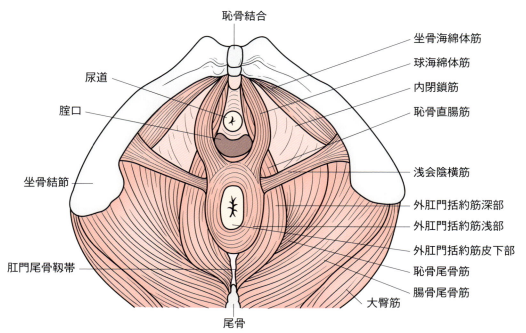

図3 女性の会陰・肛門・直腸周囲の筋肉
(加川隆三郎ほか：肛門部の解剖．消化器外科 39：1609-1617，2016 より許諾を得て改変し転載)

4 肛門の血管

　動脈系として直腸・肛門には上直腸動脈(superior rectal artery)，中直腸動脈(middle rectal artery)，下直腸動脈(inferior rectal artery)からの枝が分布する．上直腸動脈は3時，8時，11時の痔核好発部で直腸壁を貫き，肛門粘膜下に達する(p64，図2参照)[6]．
　静脈系は基本的に動脈系に伴走し上直腸静脈，中直腸静脈，下直腸静脈がある．上直腸静脈は門脈系，中・下直腸静脈は下大静脈系であるが，これらの静脈は交通し肛門管粘膜下に内痔静脈叢を，肛門上皮下に外痔静脈叢を形成する．内痔静脈叢は内痔核の，外痔静脈叢は外痔核の発生母地となり，周囲の平滑筋，弾性結合組織からなる部位を肛門クッション(anal cushion)と呼び，痔核の原因として重視されている．

5 肛門の神経

　肛門管の神経支配は歯状線を境に分かれており，口側は自律神経支配，肛門側は体性神経支配である．随意筋である外肛門括約筋の運動と肛門上皮や肛門周囲皮膚の近くはS2，S3，S4から起こる陰部神経やその枝である会陰神経などの支配を受けている．
　歯状線より口側は自律神経支配で，交感神経および副交感神経の働きにより，平滑筋である内肛門括約筋の持続的収縮および排便時の直腸肛門反射を担っている．

6 肛門管周囲の組織間隙

　肛門管周囲には，脂肪織や結合織などの粗な組織よりなるさまざまな組織間隙が存在し，痔瘻や肛門周囲膿瘍の進展に関連する(**図4**)[7]．

a. 皮下隙，粘膜下隙

　皮下隙(ⅠL)は歯状線より肛門側の肛門上皮ならびに肛門周囲皮膚と内肛門括約筋，外肛門括約筋皮下部との間隙で，裂肛や浅い痔瘻の経路となる．粘膜下隙(ⅠH)は歯状線より口側の粘膜と内肛門括約筋との間隙である．

b. 内外括約筋間隙

　内外肛門括約筋間の間隙で，脂肪織ならびに縦走筋が走行する．歯状線を境に低位(ⅡL)と高位(ⅡH)に分ける．低位括約筋間隙は痔瘻の好発部位である．

c. 坐骨直腸窩

　肛門挙筋の下面，外肛門括約筋の浅部および深部，尾骨，坐骨に囲まれた間隙が坐骨直

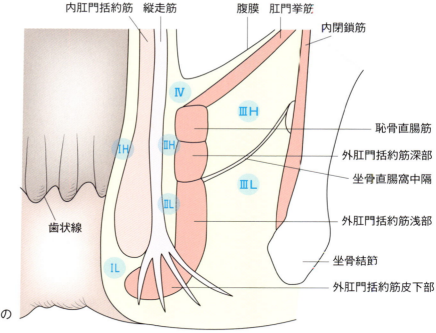

図4 肛門管周囲の組織間隙

腸窩（ischiorectal fossa）である．坐骨直腸窩の途中には坐骨直腸窩中隔と呼ばれる下直腸動静脈や神経を含んだ結合織からなる膜が存在しており，それを境に低位（ⅢL）と高位（ⅢH）と分けることもある．ここに感染をきたすと坐骨直腸窩膿瘍，坐骨直腸窩痔瘻となる．

d. 骨盤直腸窩

　肛門挙筋の上方で，直腸縦走筋の外側ならびに後方，腹膜翻転部の下方の領域が骨盤直腸窩（pelvirectal space）である．ここに感染をきたすと骨盤直腸窩痔瘻を形成する（Ⅳ）．経路としては内外括約筋間隙の膿瘍が括約筋間へ上行する場合と，いったん坐骨直腸窩に感染後肛門挙筋を穿破する場合が考えられている．

文献
1) 大腸癌研究会（編）：大腸癌取扱い規約（第9版），金原出版，2018
2) 秋田恵一ほか：肛門管の解剖．手術 69：1217-1223，2015
3) Muro S, et al：Dynamic intersection of the longitudinal muscle and external anal sphincter in the layered structure of the anal canal posterior wall. Surg Radiol Anat 36：551-559, 2014
4) Penninckx F, et al：The internal anal sphincter: mechanisms of control and its role in maintaining anal continence. Baillieres Clin Gastroenterol 6：193-214, 1992
5) 永澤康滋ほか：アトラスで見る肛門疾患の治療　肛門の構造と機能．消化器外科 20：285-294，1997
6) 宮崎治男：日本人に於ける肛門部血管の形態学的研究（微細血管構築像を中心に）．日本大腸肛門病会誌 29：15-29，1976
7) 隅越幸男ほか：痔瘻の分類．日本大腸肛門病会誌 25：177-184，1972

B　手術の考え方

1　痔核

a. 分類

　　痔核とは，便秘や下痢などの排便習慣，長時間の坐位や重い荷物を運ぶなどの生活習慣の結果，肛門の上皮や支持組織が変性・減弱し，過剰に肥大した部位である．歯状線を境に内痔核と外痔核に分けられ，内痔核の臨床分類として Goligher 分類[1]がある（図1）．

b. 治療選択

　　当院で行っている手術治療は，痔核組織を切除する結紮切除術と，痔核組織に注射する硬化療法があり，硬化療法には硫酸アルミニウムカリウム・タンニン酸（ALTA）療法と5％フェノールアーモンドオイル（5%PAO）法がある．

1) 結紮切除術と ALTA 療法

　　結紮切除術の手術適応は，Goligher 分類の Grade Ⅲ・Ⅳ，Grade Ⅱでも痔核からの出血を繰り返しており患者が結紮切除術を希望する場合である．ALTA 療法は Grade Ⅱ・Ⅲの痔核が適応である．結紮切除術と ALTA 療法のいずれの術式を選択するかは，当院では再発率と入院期間，副作用など両術式の違いを患者に十分説明したうえで，患者の希望を考慮し術式を選択している．

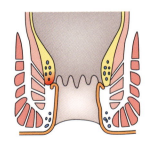 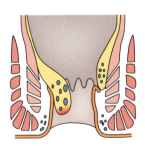 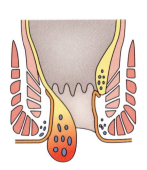 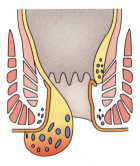

Grade Ⅰ　　　　　Grade Ⅱ　　　　　Grade Ⅲ　　　　　Grade Ⅳ

図1　Goligher 分類：内痔核の脱出度に関する臨床病期分類
Grade Ⅰ：排便時に肛門管内で痔核は膨隆するが，脱出はしない．
Grade Ⅱ：排便時に肛門外に脱出するが，排便が終わると自然に還納する．
Grade Ⅲ：排便時に脱出し，用手的な還納が必要である．
Grade Ⅳ：常に肛門外に脱出し，還納が不可能である．

B. 手術の考え方（痔核）　13

表1　腰椎麻酔下に治療を要した術後合併症の症例数（松島病院，2011-2020）

合併症	通常痔核 n(%)	嵌頓痔核 n(%)
〔手術総数〕	16008	460
術後出血	485(3.1)	15(3.3)
創治癒遷延	60(0.38)	1(0.2)
肛門狭窄	19(0.12)	0(0)
創部感染	19(0.12)	1(0.2)
痔瘻形成	4(0.02)	0(0)
痔核再発	39(0.25)	1(0.2)

2）5%PAO 法（外来治療）

　外来手術治療として，5%PAO 法があり，ALTA 療法同様，痔核に注射することで炎症を起こし，痔核組織が線維化し出血・脱出が改善する効果があり，Grade Ⅲ までの痔核が適応となる．5%PAO 法と ALTA 療法を比較すると治療から1年後に脱出と出血の両者がみられなかった症例は，5%PAO 法が 20% であったのに対し，ALTA 療法は 75% であったとする報告があり[2]，5%PAO 法は ALTA 療法に比較し効果が弱いと考えられる．その分合併症は少なく安全に外来で注射することができるが，根治的な治療法ではない．

3）嵌頓痔核に対して

　痔核が脱出し続けて強い疼痛を伴う嵌頓痔核については，まずは保存的治療を行い，浮腫が改善してからの待機的手術が望ましい．一方で患者の希望や嵌頓の状態により緊急で手術を行う場合もある．保存的治療が望ましい理由として，嵌頓している状態での手術は一般的に術後の疼痛や肛門狭窄などの合併症の頻度が高いとされるからである．

　当院で 2011 年から 2020 年までの 10 年間に嵌頓痔核で手術を行った 460 例のうち，腰椎麻酔下に再手術を行った症例を表1に示す．肛門狭窄で再手術を行った症例はなく，術後出血が最も頻度が高かった．

c. 周術期管理

　術前管理のポイントは，①出血の原因が痔核であるのかを確認することと，②排便習慣を改善することである．①は，当院に肛門からの出血を主訴に来院した患者のうち，約 10% に大腸癌や大腸ポリープが見つかっているため[3]，出血の原因を痔核と決めつけず，来院時もしくは術前検査時には最低でも S 状結腸までの内視鏡検査は必ず行うこととしている．②は，痔核の患者は排便時間や便性状などに問題があることが多く[4]，術後便が硬かったり，長く息んでいると，創部が硬便による機械的損傷で離開したり，うっ血したりして創部出血の原因につながると考える．特に排便時間の長い患者が急に術後排便時間を短くすることは困難であり，術前から排便を 2-3 分で終わらせることを目標とし，便性状はブリストル便形状スケール（Bristol Stool Form Scale：BSFS）（図2）の type 4-5 を目標にコントロールするよう生活習慣を指導し[5]，投薬治療をしている．

　術後入院期間中は，術後1日目から常食を開始し，坐浴を行うよう指導する．坐浴の効

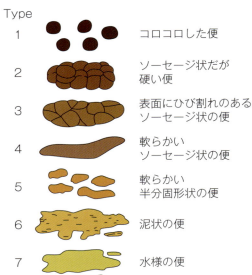

図2 ブリストル便形状スケール(BSFS)
以下の文献を参考に作成.
(O'Donnell LJ, et al : Br Med J **300**:439-440,1990)
(George F Longstreth GF, et al : Gastroenterol **130** : 1480-1491, 2006)

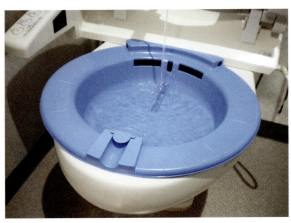

図3 当院で使用している坐浴のトレイ
お湯をためて温浴する.

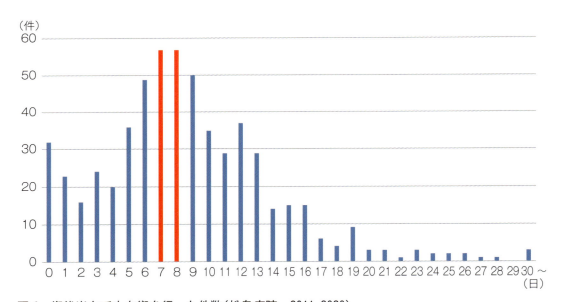

図4 術後出血で止血術を行った件数(松島病院, 2011-2020)
痔核根治術の後, 腰椎麻酔下に止血術を行った件数が最も多かったのは術後7・8日目であった.

能は創部の洗浄と, 温かいお湯に肛門を浸けることで肛門の緊張が取れて疼痛緩和に役立つと考えている(図3). 術後2日目から入浴を開始し退院まで毎日入浴する. 入浴も坐浴と同様, 疼痛緩和に役立つ. 排便コントロールは, 便が硬いと機械的刺激により創部が傷つき疼痛増悪や出血の原因になると考え, 基本的に酸化マグネシウムを中心とした軟便剤

を処方する．便性状は BSFS type 4-5 で，最低親指くらいの太さで便が出るよう患者の状態に合わせて内服薬を調整する．術後 6 日目〜8 日目で退院とする．

　前述の**表 1** のとおり，術後出血が最も多い合併症であり，止血術を行った症例数を経時的に見ると（**図 4**），術後 7 日目・8 日目に止血術を行うことが多く，止血術を行うほとんどの症例は術後 3 週間以内に止血術を行っている．特に根部の動脈からの術後出血をきたした場合は輸血を要するほど大量出血となることもあり，緊急に止血術が必要となることを患者に説明し，術後 3 週間程度は旅行や出張，運動などを控え無理のない範囲で生活するよう指導する．

文献

1) Goligher JV: Surgery of the Anus, Rectum and Colon(5th ed), Billiere Tindall, London, p101, 1984
2) Yano T, et al : Comparison of injection sclerotherapy between 5% phenol in almond oil and aluminum potassium sulfate and tannic acid for grade 3 hemorrhoids. Ann coloproctol **31**:103–105, 2015
3) 香取玲美ほか：血便患者に対する S 状結腸内視鏡検査の有用性．日本大腸肛門病会誌 **73**:368-374, 2020
4) Loder PB, et al: Haemorrhoids: pathology, pathophysiology and aetiology. Br J Surg **81**:946-954, 1994
5) 日本消化管学会（編）：便通異常症診療ガイドライン 2023 −慢性便秘症，南江堂，2023

2 直腸粘膜脱

a. 病　態

　痔核は肛門クッションや上皮の病的な肥厚，肥大による脱出が基本であるが，脱出を繰り返すことや過度の怒責習慣などにより直腸粘膜の弛緩が強く，直腸粘膜自体がたるんで脱出するものが直腸粘膜脱とされる（図1～3）．

　痔核の外科的治療法は結紮切除術が標準術式であるが[1]，直腸粘膜脱の症例では痔核とともに脱出する場合もあれば，痔核自体は大きくない場合でも，痔核上極よりさらに口側の直腸粘膜が脱出するような症例もあり，通常の痔核に対する結紮切除と比べ，より口側の粘膜の切除，形成術が必要となるので，手術が困難な場合も多い．特に，直腸粘膜脱の症例では弛緩した直腸粘膜が肛門内に重積するような形で下垂し，排便困難を訴えることも多い．

　また，通常の痔核手術では2～3ヵ所の結紮切除術で対応できる場合も多いが，直腸粘膜脱の症例では，全周性に直腸粘膜の弛緩，下垂が認められることも多く，ときには全周で弛緩，下垂した直腸粘膜を口側に吊り上げることも必要になる．

b. 手術方法

　近年，直腸粘膜脱の手術方法として，低侵襲で簡便な治療法としてALTA（alminium potassium sulfate and tannic acid）療法も施行されるようになっている[2-5]．

　その他の痔核，直腸粘膜脱に対する低侵襲治療として，本邦では1995年に森永らによるモリコーンを用いたhemorrhoidal artery ligation（HAL）法が報告されており[6]，欧米

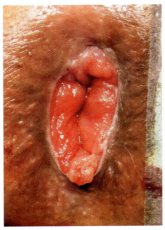

図1　Whitehead肛門に合併した直腸粘膜脱
肛門管上皮はほとんど認められない．

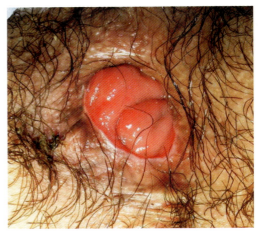

図2　鎖肛術後に合併した直腸粘膜脱
肛門管上皮はほとんど認められない．

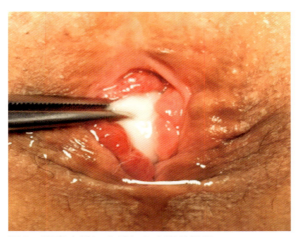

図3　通常痔核に合併した直腸粘膜脱

では2007年にDal Monteらによるtransanal hemorrhoidal dearterialization（THD）法[7]や2008年にScheyerらによるdoppler-guided recto-anal repair（DG-RAR）法[8]などドップラーガイド下に痔核動脈を結紮する手術方法が報告されている．しかし，ドップラーガイド下での手術は手技が煩雑であり，再発の問題も指摘されている[7-10]．また，これらの術式では弛緩，下垂した直腸粘膜の正常部位への吊り上げ効果は低く，粘膜形成術の追加が必要となる．

当院では2016年3月から痔核，直腸粘膜脱に対する新術式としてHemorPex System®（HPS）を用いた，直腸粘膜の吊り上げを行うmucopexy-recto anal lifting（MuRAL）法を導入している．この術式の詳細は各論で述べるが（p86参照），弛緩・下垂した直腸粘膜を6〜7ヵ所で口側に縫縮し吊り上げることで直腸全周での吊り上げ効果が期待でき，粘膜重積による排便障害などの改善にも役立っている．

c. 手術適応

GoigherⅡ〜Ⅲの痔核で直腸粘膜の弛緩が著明な症例や排便造影検査などで直腸重積があり，かつ仙骨の直腸固定が良好な症例などがよい手術適応となる

d. 周術期管理

周術期管理は通常の肛門手術と同様で消毒などの処置は必要なく，術後早期に入浴，洗浄などで創部の衛生を保つ．最も重要なことは，排便のコントロールと排便習慣の改善で，過度の怒責を避けるよう指導していく．

文献

1）松島　誠ほか：痔核結紮切除術は GOLD STANDARD か？－結紮切除術の基本手技とそのエビデンス．日本大腸肛門病会誌 **63**: 831-837, 2010

2）斎藤　徹ほか：内痔核の硬化療法．臨床外科 **63**: 111-117, 2008

3）辻　順行：痔核に対する結紮切除術と ALTA 法の有効性．外科治療 **99**: 301-304, 2008

4）鉢呂芳一ほか：肛門疾患に対する硫酸アルミニウムカリウム・タンニン酸（ALTA）硬化療法－ 1000症例を経験して．日本大腸肛門病会誌 **61**: 216-220, 2008

5）安倍達也ほか：内痔核に対する ALTA 療法と結紮切除術の比較検討．日本大腸肛門病会誌 **60**: 213-217, 2007

6）Morinaga K, et al : A novel therapy for internal hemorrhoids: ligation of the hemorrhoidal artery with a newly devised. Am J Gastroenterol **90**: 610-613, 1995

7）Dal Monte PP, et al : Transanal haemorrhoidal dearterialization: nonexcisional surgery for the treatment of haemorrhoidal disease. Tech Coloproctol **11**: 333-338, 2007

8）Scheyer M : Doppler-guided recto-anal repair: a new minimally invasive treatment of hemorrhoidal disease of all grades according to Scheyer and Arnold.Gastroenterol Clin Biol **32**: 664, 2008

9）Ratto C, et al : Doppler-guided transanal haemorrhoidal dearterialization for haemorrhoids: results from a multicenter trial. Colorectal Dis **17**: 10-19, 2015

10）Theodoropoulos GE, et al : Doppler-guided haemorrhoidal artery ligation, rectoanal repair, sutured Haemorrhoidopexy and minimal mucocutaneous excision for grades Ⅲ - Ⅳ Haemorrhoids: a multicenter prospective study of safety and efficacy. Colorectal Dis **12**: 125-134, 2010

3 裂肛

裂肛は硬い便あるいは太い便の排出または頻回の下痢便の排出によって生じる裂創に起因し，その症状は排便時の痛みと出血を主体とする．裂肛の治療はまず原因の特定と排除，すなわち排便のコントロールを主とした保存的治療で多くは治療が可能である．

a. 診断と治療

裂肛の診療で大切なのは正確な診断をすることである．疼痛のために肛門診察が困難な場合には麻酔下での診察も有効である．これは迅速な診断が求められる裂肛様の症状を伴う病態でも同様である(**表1**)．

たとえば裂肛から感染を起こし，膿瘍を形成した症例では速やかに切開排膿術を行う．

痛みが排便時のみでなく持続的な場合や，増悪するものでは，超音波検査(**図1**)等で膿瘍や腫瘍の存在の有無を調べる必要がある．

悪性疾患や炎症性腸疾患の肛門病変，性行為感染症も考慮した診断が必要である．疼痛を取り除いた状態で直視下に病変を確認することで，肛門癌(**図2**)や，Crohn病の肛門潰瘍(**図3**)，性行為感染症の潰瘍(**図4**)等が診断できる．

さらに，痔核脱出に随伴する裂肛(**図5**)はその原因が大きな痔核であり，裂肛の保存的治療では治療困難で，痔核の切除が必要である．

表1　通常の裂肛ではない場合

1. 膿瘍形成
2. 肛門癌
3. Crohn病の肛門潰瘍
4. 性行為感染症

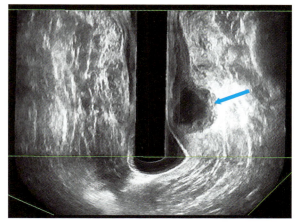

図1　裂肛の痛みが増悪した患者の超音波画像
矢印で示した部分は膿瘍形成．

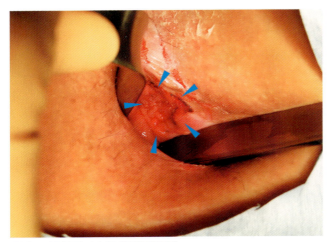

図2 麻酔下での診察(肛門癌)
辺縁不整,硬く粗造な上皮.

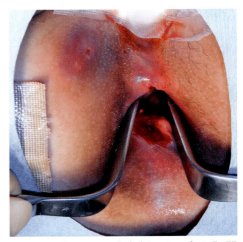

図3 麻酔下での診察(Crohn病の肛門潰瘍)
辺縁不整,肛門縁をはみ出す裂肛.

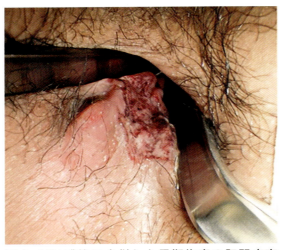

図4 HIV感染に合併した早期梅毒の肛門病変(20歳代)
麻酔状態での観察:軟性下疳と浅い潰瘍.
(吉川周作:肛門部で見られる性感染症(梅毒,尖圭コンジローマ,肛門部ヘルペス),日本大腸肛門病学会ホームページ〈https://www.coloproctology.gr.jp/modules/citizen/index.php?content_id=44〉(最終確認:2024年11月1日)より許諾を得て転載)

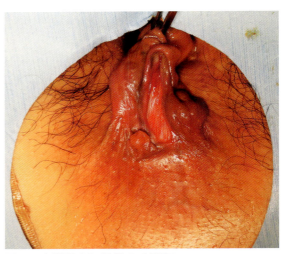

図5 痔核脱出に随伴する裂肛
辺縁は整.

b. 手術適応,手術法

　　保存的治療でも治癒しない慢性裂肛は手術適応である.このうち狭窄解除のみで治せる症例はまず用手拡張術を行う.排便コントロールができれば再発例は多くはない.
　　狭窄解除のみでは不十分な症例では,手術時に上皮の不足がなければ,まず通常の痔核結紮切除術に準じた術式が適応かを判断して,可能ならこれを選択する.肛門疾患に対す

る手術は，Whitehead手術のような肛門の円周方向の瘢痕ができる術式は，瘢痕による伸展不良や粘膜脱の原因となりうるため，縦軸方向の手術創ができる痔核結紮切除術に準じた術式が最適である．

　前記の方法が不可能な場合は，他のさまざまな術式を選択している．次に選択する術式は肛門拡張術に加えて，ドレナージ創形成を行うものである．すなわち，慢性裂肛の難治の原因となっている裂肛（肛門潰瘍：深い掘れの潰瘍状）外側の硬い周堤様皮垂（潰瘍との段差）を切除し，なだらかなドレナージのよい創を作製する．

　さらに，以上の方法ができない場合に，SSG（sliding skin graft）法を選択する．SSG法は後述するように（p97参照）合併症・後遺症が少なくはなく，他の術式に比べて侵襲の大きな手術のため，裂肛手術の第一選択としないことが当院の方針であり，施行する場合でも後遺症を減らすために横軸方向の瘢痕が長くならないように注意する必要がある．

4 痔瘻，直腸肛門周囲膿瘍

a. 原因，病態

　痔瘻，直腸肛門周囲膿瘍は，細菌感染による炎症により肛門周囲の皮下組織に膿瘍を形成し，皮膚を穿破して膿が排出される瘻管，瘻孔を形成する疾患である．その病態は，肛門管歯状線に位置する肛門陰窩（anal crypt）に開口する内外肛門括約筋間に存在する肛門腺管に細菌が侵入して初期感染巣を形成し，さらに筋肉層，脂肪組織に炎症が広がり膿瘍あるいは瘻孔を形成する cryptoglandular infection theory が支持されている[1]．そこで発育・増殖した細菌はそこからさまざまな経路を経て肛門部皮下，肛門括約筋間，坐骨直腸窩などの周囲の支持組織を穿破し膿瘍が進展する．大腸内視鏡検査の反転観察で見られる肛門陰窩の所見を示す（図1）．

　その他の細菌の侵入経路は，硬便の排泄を繰り返して生じる慢性裂肛，肛門潰瘍である場合や，Crohn 病・潰瘍性大腸炎などに伴う直腸肛門潰瘍，aggressive ulcer などが原因となる場合がある．

b. 分類

　膿瘍（図2）や瘻管の解剖学的な位置を正確に把握することが，治療方針を決定するうえで重要である．特に手術をする際には，周辺の筋肉組織，組織間隙との位置関係を十分に把握していなければならない（肛門部の組織間隙の解剖は p10 参照）．

　痔瘻の分類は諸家が提案しており，中でも欧米を中心とする Parks 分類[2]が世界的に用いられるが（図3），本邦では瘻管の走行を内外肛門括約筋，肛門挙筋との関係により分類した隅越分類[3]が主に臨床的に用いられている（図4，表1）．

　内肛門括約筋の内側すなわち直腸粘膜および肛門上皮と内肛門括約筋の内腔をⅠ，内外

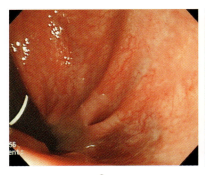
a.
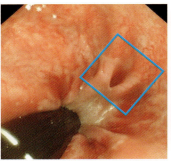
b.
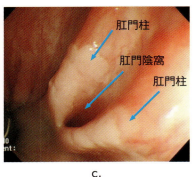
c.

図1　肛門陰窩の大腸内視鏡検査反転観察像
a：大腸内視鏡検査反転観察像で肛門陰窩が確認される．
b：隣接する肛門柱の間にある陥凹部が肛門陰窩である．
c：bの青四角で示した部位の拡大像．このように深い場合，感染の可能性が高まると考えられる．

B. 手術の考え方(痔瘻, 直腸肛門周囲膿瘍)

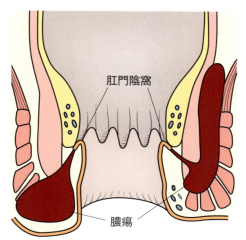

図2 直腸肛門周囲膿瘍(肛門陰窩からの感染巣)

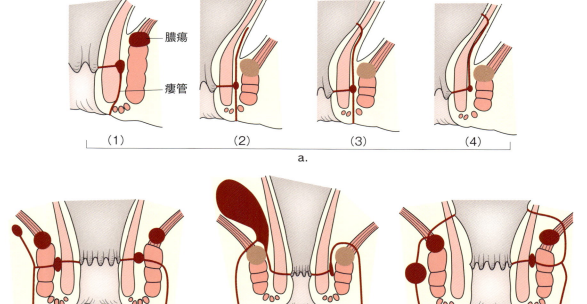

図3 Parks 分類
a. intersphincteric fistula
 〔(1) simple low tract, (2) high blind tract, (3) hightract with rectal opening, (4) rectal opening without perineal opening〕
b. transsphincteric fistula
c. suprasphincteric fistula
d. extrasphincteric fistula

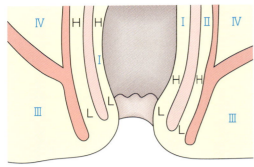

図4　痔瘻の隅越分類
(隅越幸男ほか：痔瘻の分類．日本大腸肛門病学会誌 **25**：177-184，1972 より許諾を得て改変し転載)

表1　痔瘻の隅越分類

分類			記号
Ⅰ． 皮下または粘膜下痔瘻			
L．皮下痔瘻			ⅠL
H．粘膜下痔瘻			ⅠH
Ⅱ． 内外括約筋間痔瘻			
L．低位筋間	S．単純なもの		ⅡLS
	C．複雑なもの		ⅡLC
H．高位筋間	S．単純なもの		ⅡHS
	C．複雑なもの		ⅡHC
Ⅲ． 肛門挙筋下痔瘻			
U．片側のもの	S．単純なもの		ⅢUS
	C．複雑なもの		ⅢUC
B．両側のもの	S．単純なもの		ⅢBS
	C．複雑なもの		ⅢBC
Ⅳ． 肛門挙筋上痔瘻			Ⅳ

(隅越幸男ほか：痔瘻の分類．日本大腸肛門病学会誌 **25**：177-184，1972 より許諾を得て改変し転載)

肛門括約筋間をⅡ，挙筋下腔をⅢ，挙筋上をⅣとする．歯状線より下方を走る瘻管を低位(L)，歯状線より上方へ向かうものを高位(H)とし，片側(U)，両側を(B)で表し，さらに瘻管が単純な走行のものを単純型(S)，それ以外を(C)とする．ただし，この隅越分類に必ずしもあてはまらない複雑な病態を示す場合も少なくない．

c．術前診断

診断は，問診，視診，肛門指診，双指診，肛門鏡，直腸鏡診察に加え，経肛門的超音波検査，MRI検査，CT検査により行う．またCrohn病などの炎症性腸疾患の合併を疑う症例では，大腸内視鏡検査をはじめ，必要に応じて小腸カプセル内視鏡，上部消化管内視鏡検査を行う．また直腸に二次口が開口する痔瘻の場合は内視鏡で同部位の確認ができる．

1）問　診

多くの痔瘻患者は，急性に(直腸)肛門周囲膿瘍を発症して来院する．急激に増悪する肛門痛，肛門部周囲の腫脹，熱感，発熱，排膿などは(直腸)肛門周囲膿瘍・痔瘻を念頭において診察する．深部膿瘍では，体表に腫脹・硬結を触れないこともあるため注意を要する．

また，若年者には潜在的にCrohn病に代表される炎症性腸疾患(inflammatory bowel disease：IBD)の合併も少なくないため，大腸内視鏡検査も忘れてはならない．

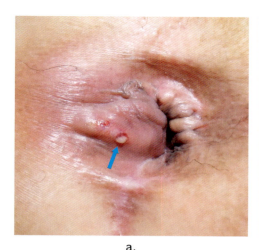 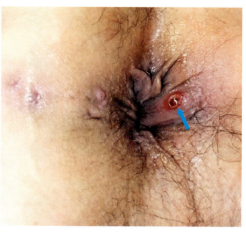

a.　　　　　　　　　　　　　　　　b.
図5　自壊した肛門周囲膿瘍
a：9時の自壊した膿瘍，b：3時の自壊した膿瘍，9時は膿瘍のない痔瘻の二次口（上方が12時）

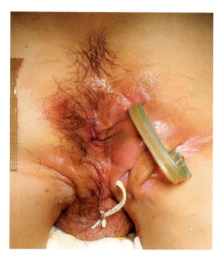

図6　陰嚢に広がる膿瘍

2）視　診

　体表に近い低位筋間の肛門周囲膿瘍の場合は，痛みのある部位に一致して発赤・腫脹・熱感を生じ，表皮に炎症が強く及べば皮膚が自然に自壊し排膿する（**図5**）．
　炎症が軽快した後に二次瘻管から膿が排出する二次口の位置，数，皮膚の隆起の有無などを確認する．ときに瘻管は肛門からかなり離れた陰嚢後面（**図6**）や鼠径部に至るもの，大臀筋内を経由し臀部外側に至るもの（**図7**），仙骨前面に進展するものもある．尾骨，仙骨，臀部の病変の中には毛巣洞，化膿性汗腺炎（慢性膿皮症）を合併するもの（**図8**）もある．
　Crohn病の痔瘻には特徴的な肛門病変を認めることが多く，詳細はCrohn病の項を参照いただきたい（p133参照）．

3）指　診

　低位筋間膿瘍は腫脹，発赤部位を指診で容易に触知できる．痔瘻の瘻管は，肛門管内の

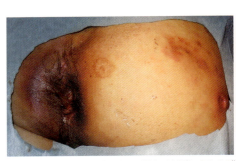
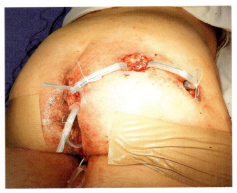

図7 大臀筋内を経由し臀部外側に至る膿瘍・痔瘻

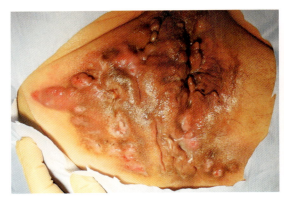
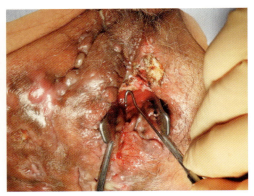
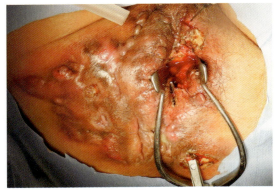

図8 慢性膿皮症(化膿性汗腺炎)を合併する痔瘻

歯状線上の肛門陰窩に一次口の硬結を触知し，そこから二次口に向かう瘻管を触れる．瘻管が確認しにくい場合，二次口を外側に牽引しながら皮下を触知するとわかりやすくなる(図9a)．また非常に細い瘻管の場合，示指先端で内外括約筋間溝を慎重に探ると触れるとわかりやすい場合がある．

高位筋間痔瘻の場合，直腸壁に歯状線から直線状や螺旋状の索状の硬結として瘻管を粘膜下に触れる(図9b)．

高位筋間膿瘍，深部に膿瘍を形成する坐骨直腸窩膿瘍，骨盤直腸窩膿瘍は，視診や体表からの触診では発赤，腫脹を確認できないことがあり，肛門指診が重要となる．肛門管で内外肛門括約筋間や直腸周囲に強い圧痛を伴う腫脹・硬結として触知でき診断できる．

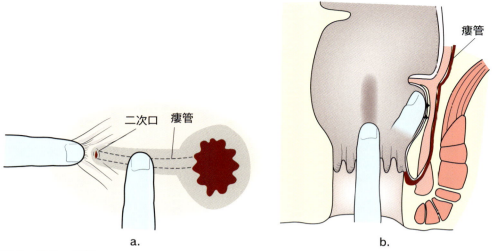

図9 瘻管の指診
a：示指による内外括約筋溝の指診，b：肛門管内の直腸に螺旋状となった瘻管を粘膜下に触知する

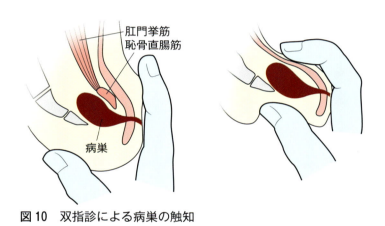

図10 双指診による病巣の触知

しかし示指を挿入できないほどの痛みを訴える場合は腰椎麻酔下の診察やCT検査，MRI検査を考慮する．

4）双指診

肛門管内に示指を挿入したまま，示指と母指とで肛門部を挟みながら診察する方法で，挟まれた部にある病巣の範囲，硬さ，深さなどを明確に触知することでき，直腸肛門周囲膿瘍，痔瘻の瘻管の走行，原発巣の位置，肛囲腫瘤の診断に大変重要である（図10）．手術中にも多用する[4]．

5）肛門鏡検査

低位筋間痔瘻の場合，原発口が陥凹していることや，裂肛による肛門潰瘍が原発口と考えられる場合，膿瘍腔の圧が高まったときは原発口から膿が流出するのを確認できることがある．

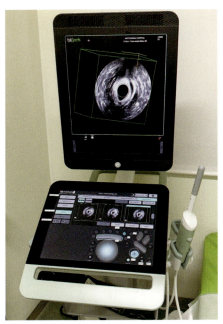

図 11　経肛門的超音波検査装置
（bkSpect，BK Medical 社）

6）経肛門的超音波検査

　経肛門的超音波検査は，痔瘻，直腸肛門周囲膿瘍の診断に非常に有用である．当院ではリアルタイムに 3D イメージングの構築できる経肛門的超音波検査装置（BK Medical 社：bkSpect）を利用している（図 11）．この機種は，リニア型，ラディアル型のほか 3D イメージを構築でき，直腸肛門周囲膿瘍，痔瘻の原発口，瘻管の分岐，内外肛門括約筋，肛門挙筋や坐骨直腸窩との位置関係などを詳細に描出でき，術前の病態のイメージングや患者へのインフォームドコンセントに非常に有用と考えている（図 12）．

　急性期の膿瘍切開排膿術前では，膿瘍の広がりや位置，肛門縁からの深さなどが描出される．また肛門指診で触知が困難な場合，膿瘍壁が硬く切開排膿術が困難な場合には術中の超音波検査で位置，深さを確かめながら行うことが大切である．

　臨床経過が長い膿瘍の場合には膿瘍壁が硬く変化していることがあり，ペアン鉗子，ケリー鉗子などの操作で穿破できないほど硬いことがある．この場合，術中エコー下に硬い膿瘍壁を尖刃で穿破し確実にドレナージする．

7）直腸肛門内圧検査

　便失禁や便秘，便排出障害，直腸癌術後などの直腸肛門括約筋機能障害の診断に用いる検査である（図 13）．測定は，デジタル式とウォーターパーフュージョン式プローブなどがあり，記録表示装置，圧記録装置そしてデータ記憶装置が必要である．側臥位膝屈曲位で直腸肛門内に圧トランスデューサーが接続されたプローブを挿入し，肛門括約筋の最大静止圧，最大随意収縮圧を術前と術後に測定し，手術による肛門括約筋の侵襲について評価する[5]．

B. 手術の考え方（痔瘻, 直腸肛門周囲膿瘍）　29

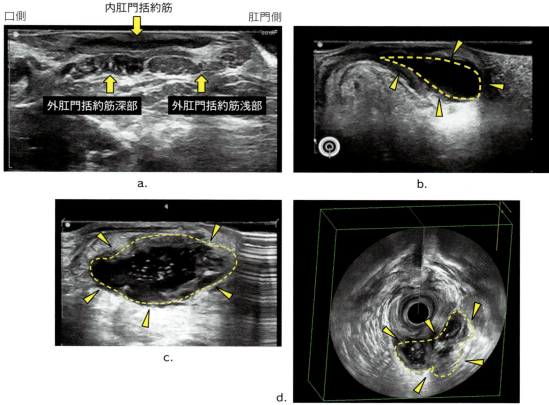

図12　肛門超音波検査画像（黄色ラインが膿瘍）
a：正常のリニア画像, b：低位筋間膿瘍, c：坐骨直腸窩膿瘍（4時, リニア画像）, d：坐骨直腸窩膿瘍（3〜7時, 水平断画像）

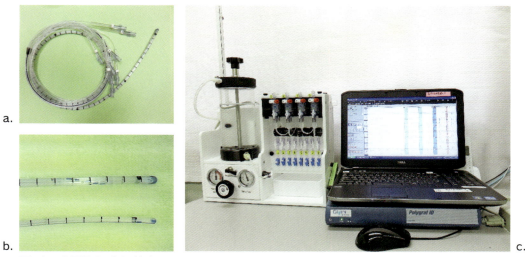

図13　直腸肛門内圧検査
a：プローブの全体像, b：プローブ先端の拡大, c：圧トランスデューサー, 解析装置

d. 治　療

1) 肛門周囲膿瘍・直腸肛門周囲膿瘍

　手術や抗菌薬の投与があるが，基本的に膿瘍を形成した場合は，原則できるだけ早期に切開排膿術を行うことが重要である．

　膿瘍が体表ならば局所麻酔で，高位筋間膿瘍，坐骨直腸窩膿瘍や骨盤直腸窩膿瘍など深部や広範囲に及ぶ膿瘍の場合は腰椎麻酔下で行う．

　切開排膿術は，肛門周囲の皮膚を切開して膿を排出するが，肛門縁の近くの膿瘍を切開する場合には，肛門縁のすぐ外側に外肛門括約筋皮下部があるため，肛門に対して環状に切開創を置くようにし，外肛門括約筋皮下部を切断して損傷しないように十分に注意する（図14）．深部に及ぶ場合や広範囲の場合はペンローズドレーンや，ゴム管ドレーンを留置する（図15）．長期間にわたり留置したい場合は，ドレーンをループ状にして留置するseton法を行う（図16）．

　切開排膿術を行わずに膿瘍を縮小させたり限局化させたりする目的で抗菌薬を長期にわたり投与するのは，後に膿瘍部周囲の強固な瘢痕形成を起こし，痔瘻根治術の際に原発巣の処理の妨げになるため控えるべきである．

2) 痔　瘻

a) 手術の基本的な考え方

　痔瘻の原因となる肛門周囲膿瘍を切開排膿するだけでは痔瘻は治癒せず，原因となる肛門陰窩にあたる一次口（原発口）の切開開放や縫合閉鎖など何らかの方法によって形成し，一次口から連続する一次瘻管，原発巣，二次瘻管，二次口の処理を行う必要がある．

　治療法は個々の患者の病態や希望する治療法に応じて選択するが，根治術で留意すべき点は根治性と同時に肛門機能の温存である．若いときに痔瘻の手術を受けた患者が高齢となった際に肛門機能が低下して便失禁を訴えるようになることがある．従来は痔瘻の根治

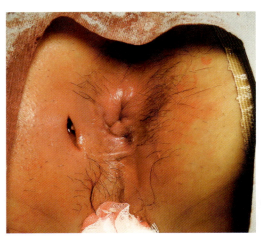

図14　切開排膿術
肛門縁近くには外肛門括約筋皮下部があるため，括約筋を切断しないように，常に肛門に対し環状に切開することを心掛ける．

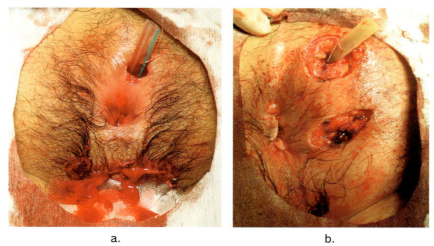

図15　低位筋間膿瘍に対するペンローズドレーンを用いた切開排膿術
bでは半割れゴムが使用されている．

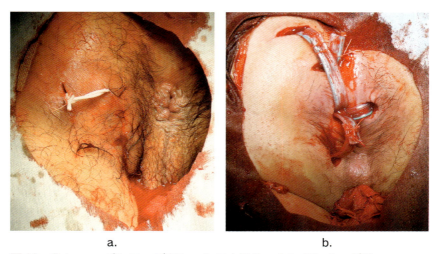

図16　O-tape，ペンローズドレーンによるシートンドレナージ法
a：低位筋間膿瘍に対するO-tapeのシートンドレナージ法
b：Ⅲ型膿瘍に対するペンローズドレーンによるシートンドレナージ法

性が重視される傾向だったが，近年では肛門機能の維持が重視されるようになり，手術侵襲に伴う肛門括約筋の損傷による肛門機能障害を最小限にとどめる術式を選択することが重要となる．

　肛門括約筋のうち，特に内肛門括約筋は安静時の禁制に大きく関与しているため，手術において内肛門括約筋を過度に損傷すると術後の便やガスの失禁を生ずる．中でも肛門の前方や側方の痔瘻の場合，単純な瘻管切開開放術を行うと術後の肛門の変形，機能障害を生じやすく，変形や機能障害を小さくする術式の工夫が必要で肛門括約筋温存術を行うことが望ましい．

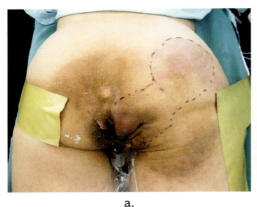
a.
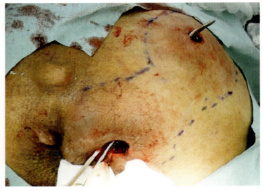
b.
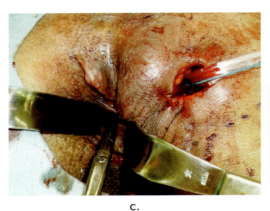
c.
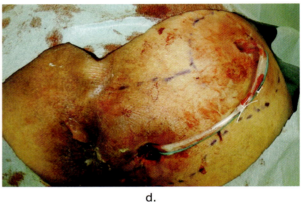
d.

図 17　痔瘻癌
a：右臀部から大臀筋に進展する膿瘍（点線部）．
b：切開口は示指が入るくらいの大きさが望ましい．
c：肛門の伸展性は悪く，6 時に原発口（ケリー鉗子挿入部）が存在する．
d：ペンローズドレーンの留置後．病理検査にて痔瘻癌が検出された．

b）痔瘻癌

　発症から長期経過している症例の中には瘻管が癌化している痔瘻癌もあり（**図 17**），見落としてはならない．痔瘻癌の早期発見は難しいとされるが，発症後 10 年以上経過している症例では十分な経過観察，注意深い診断が必要で，二次口組織や瘻管内の粘液，コロイドなどの細胞診や手術時切除検体の病理組織検査が不可欠である[6]．

文献

1) Chiari H：Über die analen Divertikel der Rektumschleimhaut und ihre Beziehung zu den Analfisteln. Med Jahrbücher **8**：419-427, 1878
2) Parks AG, et al：A classification of fistula-in-ano. Br J Surg **63**：1-12, 1976
3) 隅越幸男ほか：痔瘻の手術に必要な肛門の解剖・生理．日本大腸肛門病会誌 **33**：444-447，1980
4) 岩垂純一：痔瘻の診断・治療のコツと実際．臨床外科 **62**：1347-1357, 2007
5) 黒水丈次：肛門疾患の診察法．肛門疾患に対する検査法．直腸肛門内圧検査．外科 **80**：1297-1300，2018
6) 隅越幸男ほか：痔瘻癌．日本大腸肛門病会誌 **34**：467-472，1981

5 直腸脱

a. 疾患の概要

　直腸脱はよく知られた良性疾患であるが，罹患すると脱出，疼痛，出血，排便障害などのために生活の質が著明に損なわれる．直腸脱に対する治療方法は手術以外にはないが，その術式はこれまでに100種類以上が報告されている[1,2]．数多くの術式が存在するということはgolden standardとなる術式が決定されていないということに他ならない．

　直腸脱の成因には①直腸重積説，②滑脱ヘルニア説，③骨盤底筋，肛門括約筋などの支持組織の弱体化説，④肛門挙筋や骨盤筋膜の機能失調説などが報告されているが，一元的に説明できるものではなく[3]，いくつかの要因が複合して直腸脱を形成していることが再発のない手術を困難にしている．

b. 手術法

　術式は経肛門法（経会陰手術）と経腹法（経腹手術）に大別される．再発率については報告によって大きく異なっているが，これは直腸脱の状態の差や症例の選択方法が異なっていることが大きな要因である（**表1**）[4]．

　経腹法による直腸固定術は再発率が低く，便失禁の改善度はよいが全身麻酔が必要である（**図1**）．また，側方靱帯を切離すると新たな便秘が発症することが報告されている．経肛門法では全身麻酔の必要がないことが利点であるが，再発率が高いことや付加手術が必要な場合があることが欠点である（**図1**）．

　直腸脱の手術によって器質的に脱出腸管は還納されるが，それがゴールではない．術後の排便のコントロールが手術以上に重要である．術前に括約筋機能の低下があり便失禁が主訴である場合には，手術を行っても便失禁が治癒することはなく，術後の排便習慣の改善や薬物療法を行う必要がある．また，術後に便秘をきたす事例も多く報告されているため，患者に寄り添った術後のきめ細やかな経過観察が必要である．

表1　直腸脱に対する術式と問題点

	術式	再発率(%)	問題点
経腹法	直腸固定術	0～10	・全身麻酔が必要 ・便秘の発症
経肛門法	GMT法	0～35	・Thierschの付加が必要 ・出血，テープ感染
	Delorme法	5～30	・長い脱出腸管では困難 ・出血，感染
	Altemeier法	0～35	・縫合不全

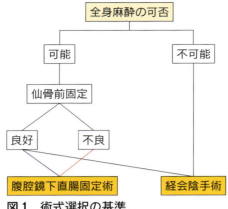

図1 術式選択の基準

1) 経会陰手術
　a) Gant-Miwa-Thiersch(GMT)法

日本で最も多く施行されている術式である．Gant-Miwa 法に Thiersch 法が付加されることが多い．合併症として Thiersch 法のテープ感染と出血が挙げられる．

　b) Delorme 法

脱出した直腸粘膜を剥離，切離して筋層の縦縫縮縫合を追加して残存粘膜を縫合する術式である．安全な方法とされているが，感染，尿閉，宿便が報告されている．

　c) Altemeier 法

会陰式直腸 S 状結腸切除術に肛門挙筋縫合を追加する術式である．血流障害や縫合不全による重篤な合併症が起こる可能性がある．

2) 経腹手術

経腹手術には直腸固定術がある．開腹によるものと腹腔鏡によるものがあるが，侵襲を考えると腹腔鏡下手術が望ましい．

　a) suture rectopexy 法

直腸を剥離して仙骨岬角に固定する方法である．

　b) resection rectopexy 法

suture rectopexy 法に S 状結腸切除術を加える方法である．S 状結腸切除を加える理由は便秘の予防のためであり，再発予防ではない．

　c) Ripstein 法

メッシュを用いた前方固定術である．メッシュで直腸前壁を圧排するため狭窄やメッシュの直腸内露出が報告されている．

　d) Wells 法

メッシュを用いて直腸の後方固定を行う術式である．メッシュによる圧排や剥離による神経損傷に伴う便秘が報告されている．

　e) ventral rectopexy 法

仙骨前面を剥離せず，直腸前壁のみを剥離してメッシュで固定する術式である．メッシュ関連合併症が報告されている．

以上の経腹的手術はいずれも腹腔鏡下手術で施行可能である.

c. 術式の選択

　術式を選択するにあたってはどの術式にも利点と欠点があるため，一定の結論は出ていない．当院では術前に排便造影検査を行い，直腸の仙骨前面への固定状態や直腸重積の程度を把握し，それに患者因子（年齢，心肺機能，ADL，基礎疾患の有無）などを考慮して術式の決定を行っている（図1）.

　まず患者の背景因子，基礎疾患で全身麻酔が可能かを判定する．全身麻酔が困難な場合には経会陰手術を選択する．脱出腸管長が5cm以下の場合にはGMT法かDelorme法を選択する．脱出腸管がそれ以上の場合はAltemeier法の適応となるが，縫合不全などの合併症を併発すると致命的となるうえに再発率も高いため，実際にはほとんど行っていないのが現状である.

　全身麻酔が可能な場合には排便造影検査の結果を重視している．仙骨前面の固定が不良な場合や重積が著明な場合には経会陰手術では限界があるため，腹腔鏡下直腸固定術を選択する．われわれは異物を挿入することを避けるためsuture rectopexy法か，タッカーを用いた固定法を選択している．仙骨前面の固定が良好な場合には経会陰手術の選択肢もありうるため，術前に十分な説明を行って術式の選択を行う.

文献
1）高尾良彦ほか：直腸脱の治療．外科治療 **96**: 167-178, 2007
2）Wu LS, et al: Rectal prolapse: a historical perspective. Curr Probl Surg **46**: 602-716, 2009
3）戸塚守夫ほか：直腸脱．新医科学大系　直腸肛門の外科 II．中山書店，p301-314, 1992
4）味村俊樹ほか：直腸脱の総論─術式の歴史的背景とその選択方法─．日本大腸肛門病会誌 **65**：827-832, 2012

6 膿皮症

a. 概　念

　　皮下膿瘍が自壊して硬結を作るという経過を繰り返し病変が散在性, びまん性に複雑に進展し, 皮下の瘻管を形成し, 皮膚に色素沈着をきたすものを化膿性汗腺炎 (hidradenitis suppurativa : HS) という. 一般的に臀部, 会陰, 肛門周囲に発症する化膿性汗腺炎を「臀部慢性膿皮症」としている.

b. 原　因

　　臀部慢性膿皮症は臀部の皮膚と皮下組織の慢性化膿性疾患で, 膿瘍化し複雑に瘻管を形成して病巣が拡大していくものである. かつて慢性膿皮症は, 好発部位が腋窩部, 外陰部, 肛門周囲などアポクリン腺の分布の多い部位に重なり, 好発年齢は思春期以後でアポクリン腺の活動期にあたり, アポクリン腺の細菌感染が主病像と考えられたため, 化膿性汗腺炎と呼ばれるようになった. Shelly は人の腋窩部皮膚を用いて実験的に化膿性汗腺炎を再現し, アポクリン腺の細菌感染と導管閉塞による炎症が膿瘍形成や瘻孔形成につながるという病態の把握に至った. しかし一方で, 化膿性汗腺炎においてアポクリン腺炎がみられない所見や好発部位のひとつである鼠径部や頭皮にはアポクリン腺がほとんど存在しないという報告もあり, 臀部にアポクリン腺の分布が豊富であるとする文献もみられない. 化膿性汗腺炎の好発部位は腋窩部, 外陰部, 肛門周囲といったアポクリン腺の豊富な部位のほかに, 臀部, 鼠径部, 頭部, 乳房下などもある. 病変部から検出される細菌は *Staphylococci, Streptococci, Escherichia.coli, Proteus, Pseudomonas* や嫌気性菌などが報告されているが, 検出菌に一定の傾向はないように思われ, 膿瘍からの培養で細菌が検出されないことが多く, 現在では細菌感染は二次的なものと考えるようになっている. こうしてアポクリン腺の細菌感染が病態の中心ではないということが示されてきた.

　　現在では化膿性汗腺炎は, アポクリン腺が多くみられる部位に好発することから, アポクリン腺が発症に何らかの影響をあたえていると推察されている. 初期の病理組織所見は毛包閉塞であり, 炎症はまれである. 病変が完成すると毛包や表皮の変化が起こり, 閉塞や囊腫が惹起される. また, 表皮の肥厚や膿瘍, 瘻孔が起こり, 皮下瘻孔ができる場合もある. 病変初期に閉塞した毛包には, 好中球やマクロファージ, 単球, 樹状細胞の浸潤がみられ, 慢性期には B 細胞や形質細胞が豊富になってくる. マクロファージや樹状細胞では TLR2 発現が増強されていることから, リガンドとなる微生物由来物質が炎症を惹起する可能性を示唆している.

　　病変部ではさまざまなサイトカインの発現がみられるが, 乾癬におけるサイトカインの発現状況とは異なる[1,2].

　　これらを整理すると, 化膿性汗腺炎は毛包の角栓形成による閉塞, これにより, 毛包が真皮に破裂し炎症細胞浸潤が起こり, この炎症の進展・遷延から膿瘍, 瘻孔を形成するも

のであると考えられる.

　また，化膿性汗腺炎の30〜40%は家族歴をもち，常染色体優性遺伝する（家族性化膿性汗腺炎）．2000年代に連鎖解析により病因遺伝子座が報告され，2010年に原因遺伝子の一部がγ-secretaseをコードする遺伝子群であることが解明された．しかし日本には家族歴のある患者は2〜3%と極めて低い．

c. 疫学的事項

1）有病率，性差，好発年齢

　HSの有病率は国によって0.06〜4%と大きく異なっている．地域差があることはもちろんであるが，診断基準や調査対象，調査方法が異なることが原因である[3-6]．本邦では大規模調査が行われていないので明らかな有病率は不明である.

　本邦の報告では男性に多いとされているが，欧米の報告では1：3で女性に多く発症するとされている．韓国では男性に多いと報告されているため，欧米とアジアの地域差であることも考えられる.

　本邦の報告では好発年齢は40.1歳で[7]，欧米と日本の間で大きな差はない．ただ，家族歴のある場合には早期に発症すると思われる.

2）罹病期間

　本邦では，発症から診断までの期間が約7年と報告されている．英国からの報告では18.8年であった．HSは正確な診断までに時間を要することが問題だと考えられている.

3）好発部位

　HSの好発部位は男性では肛門周囲と臀部である．女性では腋窩や外陰部に好発することが多い．本邦では肛門部と臀部に好発する場合が多い．本邦における発症の性差が男性に多いことからこのような結果になったものである.

4）誘因因子

　喫煙，肥満，機械的刺激，ホルモンなどの影響が考えられる.

d. 併存疾患

　糖尿病，毛包閉塞性疾患，壊疽性膿皮症，自己炎症症候群，有棘細胞癌，Crohn病，痔瘻に留意する.

　痔瘻に関しては当院では13%合併していた．Crohn病の多発痔瘻の場合も多数の二次口や，皮下に広範囲の不良肉芽を形成する場合HSとの鑑別が必要である．また両疾患が混在する場合もあり，内視鏡での消化管精査も考慮する.

e. 臨床所見

　初期症状として，一般的には出口のない痤瘡のような小結節として発症する．疼痛や熱感を伴うことも多い．これが融合して浸潤性の病変を形成して結節や膿瘍がみられるよう

になる。病変が進行すると皮下で交通した複雑な膿瘍形成を伴い，筋肉や筋膜の深部まで炎症が波及する。さらに進行すると瘻孔や瘢痕が形成される。

慢性化すること，疼痛や膿瘍形成が特徴的な所見であるため，罹患すると身体的，精神的な QOL が損なわれることも多い。

f. 診断，分類

1）診断基準

2021 年に日本皮膚科学会から「化膿性汗腺炎診療の手引き 2020」が発行され，診断基準が示された（**表 1**）。また指診，触診で肛門管との交通のないことを確認する。当院では膿皮症に対し全例に経肛門的超音波検査を行い痔瘻の有無の確認をしている。

2）化膿性汗腺炎の重症度分類と病型分類

a）Hurley 病期分類（**表 2**）

1989 年に提唱された分類で，病変部の広がりを評価しないため，定量的ではなく，瘢痕や瘻孔の状態に応じて 3 段階に分ける大まかな分類であるが，簡便であるため，今日でも用いられている。

b）IHS4 重症度評価法（**表 3**）

2017 年に検証・確立された体系的かつ簡便な評価方法で，結節，膿瘍および瘻孔の数に基づき，それぞれに定数を乗じた和で重症度を判定するものである。瘢痕を評価に入れていないので，薬剤の効果判定に有用である。

c）Modified Sartorius スコア

病巣の数や大きさを評価に入れており，より詳細な評価ができるようになったが，中等症以上が評価の対象に限られる。この分類は患者 QOL をよく反映するが，瘢痕を評価に入れているため，薬剤の効果判定には不向きである。一方，瘢痕形成は患者 QOL を損ねるので，IHS4 よりも患者 QOL 評価に有用である。

表 1　化膿性汗腺炎の診断基準（化膿性汗腺炎診療の手引き 2020）

① 皮膚深層に生じる有痛性結節，膿瘍，瘻孔，及び瘢痕など典型的な皮疹が認められる。
② 複数の解剖学的部位に一個以上の皮疹が認められる。好発部位は腋窩，鼠径，会陰，臀部，乳房下部と乳房間の間擦部である。
③ 慢性に経過し，再発を繰り返す。

　診断を補助する所見
④ 化膿性感染炎の家族歴
⑤ 微生物の培養検査で陰性，あるいは，皮膚常在菌のみを検出。

（化膿性汗腺炎診療の手引き策定委員会：日皮会誌 **131**：3，2021 より許諾を得て転載）

表 2 Hurley 病期分類

病期 I	単発あるいは多発する膿瘍形成. 瘻孔や瘢痕はない.
病期 II	瘻孔や瘢痕形成を伴う再発性の膿瘍. 単発でも多発でもよいが, 離れた解剖学的部位に複数の病変がある.
病期 III	広範囲あるいはそれに近い範囲に病変がみられ, その病変が全体に互いに交通する瘻孔と膿瘍を形成する.

表 3 IHS4(International hidradenitis suppurativa 4)
化膿性汗腺炎重症度の動的評価のためのスコアリングシステム

総合 IHS4 ＝ 1 ×（炎症性結節の数）＋ 2 ×（膿瘍の数）＋ 4 ×（瘻孔・瘻管の数）

$\leqq$ 3 軽症　4 ～ 10 中等症　$\geqq$ 11 重症

炎症性の結節：　　　直径 10 mm を超える隆起性の立体的で円形の浸潤性病変
膿瘍：　　　　　　　直径 10 mm を超える圧痛性, 可動性の腫脹であり, 紅斑部に囲まれ, 膿瘍の中央は膿を含む
瘻孔または排膿路：隆起性, 圧痛性, 可動性の長さと深さに変化のある線状構造であり, 末端は皮膚表面につながり, ときに体液が滲出している

g. 治　療

　　治療は臨床症状や, 病型や重症度分類にしたがって行われる. 初期段階では外用薬や, 抗菌薬の内服が使用されるが効果は限定的である. また, 抗菌薬使用による薬剤耐性の問題もある.

　　海外では多くの薬剤や生物学的製剤の使用が試みられているが, 本邦では現時点で保険承認されている生物学的製剤はアダリムマブのみである.

　　局所の再発を繰り返す病変や痔瘻を合併する病変は外科的治療の適応である. 病変が広範囲に及ぶような場合は薬物療法が主体となるが, 外科的治療との併用もよい方法である.

文献

1) Jemec GB, et al: Histology of hidradenitis supprativa. J Am Acad Dermatol **34**: 994-999, 1996

2) Thomi R, et al: Association of hidradenitis supprativa with T helper 17 phenotypes: A Semantic Map Analysis. JAMA Dermatol **154**: 592-595, 2018

3) Jemec GB: Clinical practice. Hidradenitis suppurativa. N Engl J Med **366**: 158-164, 2012

4) Revuz JE, et al: Prevalence and factors associated with hidradenitis suppurativa: results from two case-control studies. J Am Acad Dermatol **59**: 596-601, 2008

5) Jemec GB, et al: The prevalence of hidradenitis suppurativa and its potential precursor lesions. J Am Acad Dermatol **35**: 191-194, 1996

6) Sung S, Kimball AB: Counterpoint: analysis of patient claims data to determine the prevalence of hidradenitis suppurativa in the United States. J Am Acad Dermatol **69**: 818-819, 2013

7) Kurokawa I, et al: Japan Acne Research Society: Questionnaire surveillance of hidradenitis suppurativa in Japan. J Dermatol **42**: 747-749, 2015

7 毛巣洞

a. 病因，疫学

　毛巣洞は皮下に肉芽腫を伴う瘻孔を生じ，感染を繰り返す慢性の炎症性疾患である．発生部位は仙骨・尾骨付近がほとんどだが，腋窩や臍部，頭部などに生じた報告もある[1]．仙骨部の毛巣洞は肛門後方の臀裂間に生じる（図1）．

　病因は，発生段階の異常によって皮膚洞が形成される先天性と，長時間の坐位などによって慢性的に外力が加わることにより毛髪が皮下組織に刺入して細菌感染を生じる後天性がある[2]．

　好発年齢は10〜30代の若年者で，圧倒的に男性が多い．毛深く肥満型の男性に多いとされるが，病変周囲にほとんど毛がみられない10代の女性の毛巣洞もみられる．

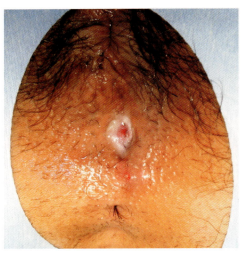
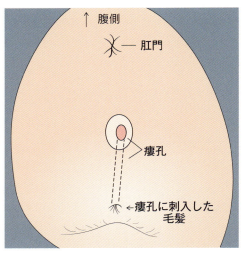

a.

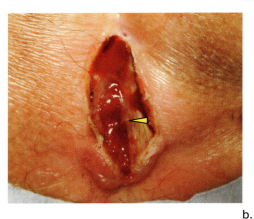

b.

図1　毛巣洞（写真上側が腹側）
a：治療前
b：内腔に不良肉芽を認める．

本疾患の日本での頻度は 1,200 〜 3,000 人に 1 人の割合で，白人に多く黄色人種には少ないとされているが[1]，肛門科ではしばしばみられる疾患であり，当院では 1 年間に 15 〜 20 症例手術を行っている．

b. 病　態

毛巣洞は 1880 年に Hodge により"臀裂に生じる毛髪を含む慢性瘻孔"と定義されており，瘻孔内に毛根を持たない毛髪の束がみられることがある（図 2）．毛髪を有する症例は 50 〜 80％と報告されている[3]．また，炎症による刺激が繰り返されることにより，0.1％の頻度で悪性化するとの報告もある[4]．

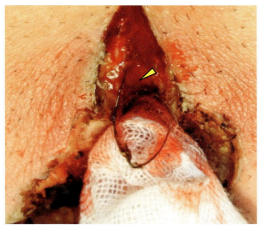

図 2　毛巣洞（写真上側が腹側）
内部に毛髪を認める．

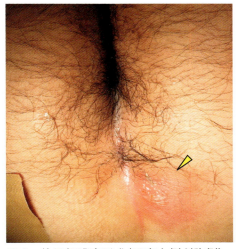

図 3　仙骨部膿瘍形成（写真上側が腹側）

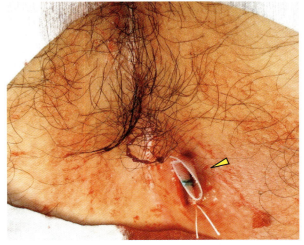

図 4　膿瘍切開排膿後（写真上側が腹側）
膿瘍腔にペンローズドレーンが挿入されている．

c. 診　断

　炎症を起こして膿瘍を形成すると，発赤，腫張，疼痛など，肛門周囲膿瘍と同様の症状を呈する（**図 3**）．病変部は尾骨後方で肛門からは離れている．

　診断は臨床所見のみでも比較的容易であるが，痔瘻を合併している場合もあり，経肛門的超音波検査や CT 検査などで肛門とのつながりの有無を確認する必要がある．当院での過去 5 年間のデータでは，13％に痔瘻の合併を認めた．

d. 治　療

　本疾患は慢性的に炎症を繰り返す疾患である．膿瘍を形成している場合は，まず切開排膿術を行い消炎を図る（**図 4**）．

　切開のみでの自然治癒は認められないため，手術による病変除去が治療の基本となる．

文献

1）高野正博ほか：毛巣瘻・膿皮症・蜂窩織炎について．日本大腸肛門病会誌 **40**：822-833, 1987
2）下島裕寛：膿皮症・毛巣洞の手術．手術 **70**：1219-1226, 2016
3）寺田俊明：毛巣洞の診断と外科手術．臨床外科 **77**：975-981，2022
4）Pilipshen SJ, et al: Carcinoma arising in pilonidal sinuses. Ann Surg **193**: 507-512, 1981

8 | 尖圭コンジローマ

a. 疾患の概要

　尖圭コンジローマ（Condyloma acuminatum）は，ヒトパピローマウイルス（HPV）6, 11型などが原因となるウイルス性性感染症で，生殖器とその周辺に発症する．淡紅色ないし褐色の病変で特徴的な形態を示し，視診による診断が可能である．

　自然治癒が多い（20～30%）良性病変であるが，パピローマウイルスの型によっては悪性化にも注意しながら経過観察することが必要となる．

b. 病原体と発症メカニズム

　パピローマウイルスは小型の DNA ウイルスで，約 8,000 塩基対の 2 本鎖環状 DNA が正二十面体のキャプシドに包まれた構造をしている．エンベロープはない．ウイルスが増殖できる培養細胞系がないため，患者から分離されたウイルスは，ゲノム DNA の塩基配列の相同性に基づいて 90 以上の型に分類されている．

　型によって感染部位と病理像が異なる．皮膚に感染する型では，1, 2, 4 型などが良性の疣，5, 8, 47 型などが皮膚癌の原因となり，粘膜に感染する型には，尖圭コンジローマを引き起こす 6, 11 型（低リスク型）や子宮頸癌の原因となる 16, 18, 31 型など（高リスク型）がある．尖形コンジローマから 1, 2 型や 16, 18 型が分離されることもあるので，感染しているウイルスの型を知ることが，予後の推定に重要となる．

　ウイルスは表皮基底層細胞に感染する．感染細胞では，ウイルスの非構造蛋白質である E6 および E7 蛋白質が細胞の p53 と pRb 蛋白質の機能を阻害し，細胞の DNA 合成系を活性化してウイルス DNA の複製に利用する．DNA 合成を行う細胞は分裂・増殖し，一方では p53 を介したアポトーシスも阻害されるため感染細胞の異常な増殖が起こり，病変が形成されると考えられている．

　通常，ヒトパピローマウイルスの感染から尖圭コンジローマの発症には数週間から 3 ヵ月程度かかる．

c. 疫　学

　性交またはその類似行為によって感染する疾患で，世界中に分布している．患者の大部分は性活動の活発な年代にみられるが，まれに両親や医療従事者の手指を介して幼児に感染し，発症することがある．当院では 3 歳から 87 歳まで経験している．また，分娩時の垂直感染により，乳児が喉頭乳頭腫を発症する可能性も示唆されている．

　感染症発生動向調査における尖圭コンジローマの定点当たり報告数は，男性では 2005年をピークに減少し，2012 年から再び増加傾向である．女性では 2005 年をピークに減少傾向である．

男性では2017年以降20代後半が最も多く，20代前半とともに増加傾向である．

女性の年齢階級別定点当たり報告数は，2012年以降20代前半が最も多かった．2012年以降，30代では減少していたが，定点当たり報告数としては多くないものの2019年以降10代後半から20代前半で増加してきている[1]．

d. 臨床症状

一般に自覚症状に乏しいが，外陰部腫瘤の触知，違和感，帯下の増量，瘙痒感，疼痛が初発症状となることが多い．好発部位は，男性では陰茎の亀頭部，冠状溝，包皮内外板，陰嚢で，女性では腟，腟前庭，大小陰唇，子宮口，また男女とも，肛門および周辺部，尿道口である．子宮頚部，腟に発症した場合は，外陰の病変同様の疣状を呈することもあるが，flat condyloma と呼ばれる扁平な病変を形成することが多い．

20～30%は3ヵ月以内に自然消退する．

e. 診　断

1）視　診

典型的な尖圭コンジローマは乳頭状，鶏冠状，カリフラワー様の特徴的な形態を持つため，視診での判断が重要となる（**図1**）．肛門周囲皮膚だけではなく肛門管内の病変検索が必要である．

2）問　診

性行為感染症（sexually transmitted diseases：STD）であることから同性愛者，肛門性交の有無などを聴取する．パートナーの存在がある場合はパートナーの受診をうながす．当院では小児もコンジローマの症例を認めており，家族内での感染も考慮する必要がある．ほかにサウナ使用での感染例の経験もある．

3）採　血

一般的な採血，感染症（B型・C型肝炎，梅毒）に加えてHIV合併の可能性を考慮して，HIV検査を追加する旨を患者に説明し検査を行う．

4）内視鏡検査

肛門管内または大腸病変の有無検索のため，当院では術前にS状結腸内視鏡検査を行っている（**図2**）．

f. 合併症

1）Buschke-Lowenstein 腫瘍

巨大病変の場合，組織で良性であっても悪性の経過をたどることがあり，注意が必要である．特に巨大病変では切除標本の病理学的検索が必須である．

2）その他

AIDSや梅毒の合併が多い．

B. 手術の考え方(尖圭コンジローマ)　45

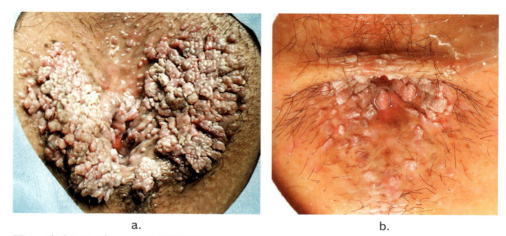
図1　尖圭コンジローマの視診所見
a：多発集簇する肛門部尖圭コンジローマ，b：肛門部尖圭コンジローマ

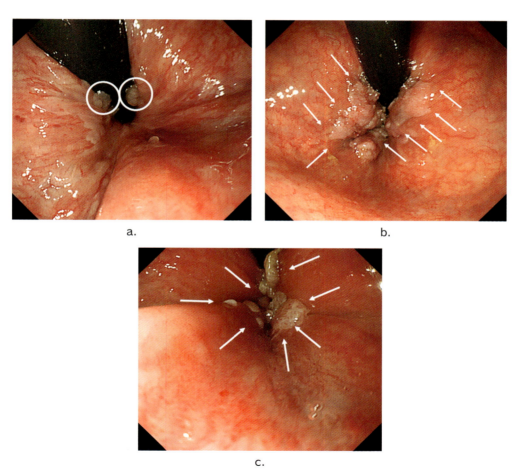
図2　内視鏡で反転して観察した尖圭コンジローマの所見

g. 術後 follow up

　ヒトパピローマウイルスに感染して尖圭コンジローマ発症までは数週間〜3ヵ月と考えられており，治療後無再発で3ヵ月の経過観察が推奨されている．一方，当院では術後1,288日での再発症例を経験しており，follow up は無再発で最低でも1年をめどに定期的な外来受診を指導している．

　follow up 中に再発を認めた場合は初回手術に準じて病変範囲で麻酔法を決定し切除を行う．

文献

1）国立感染症研究所：尖圭コンジローマの発生動向，2021年〈https://www.niid.go.jp/niid/ja/condyloma-m/condyloma-idwrs/12088-condyloma-16jun.html〉（最終確認：2024年7月30日）

C 肛門部手術の麻酔

肛門科手術の麻酔は，局所麻酔，あるいは腰椎麻酔（脊髄くも膜下麻酔）により行われることが多い．手術の内容，患者の全身状態，各種合併症，麻酔に対する希望や術後の疼痛管理などをふまえて選択を行う．

1 外来手術（局所麻酔下処置）

外来処置室で行う小手術（肛門周囲膿瘍切開排膿術，血栓性外痔核に対する血栓除去術，臀部皮膚疾患切除術など）の際は局所麻酔下にて行う（**表1**）．既往歴・麻酔歴とアレルギーの有無，現在内服中の薬剤（抗血栓療法薬など）を確認する．出血予防を兼ねて0.5％エピネフリン加リドカイン液を用いた局所麻酔にて手術を行う．

手術中および術後の患者の状態に留意し，止血を確認したうえで帰宅させる．

2 手術室での肛門疾患全般の手術（腰椎麻酔, 静脈麻酔）

当院では夜間・休日手術を除いて，手術室におけるすべての予定・緊急手術は麻酔科医による管理を行っている（**表1**）．

a. 痔核や痔瘻の根治手術など，2日以上の入院を要する肛門部手術

通常腰椎麻酔による麻酔管理を行う．L2/3以下のくも膜下腔に局所麻酔薬（0.5％高比重ブピバカイン）を注入することにより支配領域の無痛および筋弛緩を得る．腰椎麻酔の合併症として硬膜穿刺後頭痛が知られているが，発症の頻度と穿刺針の外径（太さ）や先端の形状が関わることが知られており，当院では27Gペンシルポイント針を第一選択とし

表1 2022年度麻酔件数（松島病院）

麻酔法	件数
外来局所麻酔	2340
腰椎麻酔	3649
サドルブロック	325
全身麻酔	53
静脈麻酔＋局所麻酔	18

参考：2024年1～3月
全身麻酔下直腸固定術：9件

て使用している.

　術前に麻酔歴，アレルギー，喘息，高血圧，心疾患，糖尿病，抗血栓薬内服の有無，緑内障，脊椎疾患の治療歴，女性では妊娠やホルモン治療の有無などを確認する．抗血栓薬を内服している場合は主治医に術前後の内服中止の可否を問い合わせる．薬剤により術前休薬期間は異なるため，「抗血栓療法中の区域麻酔・神経ブロックガイドライン」を準拠とする[1]．肛門の手術では術後合併症として晩期出血があり，腰椎麻酔での止血術が必要となる場合があるため，当院ではバイアスピリン以外の抗血栓薬は原則術後2週間まで休薬を行うことにしている．一方，低用量ピルなどの女性ホルモン剤は手術後に静脈血栓を起こすリスクがあり，原則術前4週間，術後2週間の休薬が必要となる.

　術前には心電図，胸部単純X線，血液検査(血算，一般生化学，血糖値，凝固系，血液型，HBs-Ag，HCV抗体，梅毒)は必須とし，腰痛や脊椎疾患がある場合は腰椎単純X線を撮影し，麻酔の可否について放射線科医，麻酔科医にコンサルテーションする.

　手術日は朝から絶飲食とし，血栓予防のため弾性ストッキングを術前から術後初回歩行開始時まで着用させている.

　腰椎麻酔の際は原則右側臥位にて低位腰椎椎間からくも膜下腔へ穿刺，0.5％高比重ブピバカインを1〜1.5 mL投与する．少量の局所麻酔薬で鎮痛や筋弛緩効果が得られるため，ほとんどの肛門周囲の手術であれば腰椎麻酔だけで疼痛コントロールが可能である．患者が不安を訴える場合，内臓痛に起因する下腹部不快感がある場合には，ミダゾラムやプロポフォールによる鎮静を行う．ブピバカインの作用時間は3時間程度と比較的長時間作用性であり，長時間手術になっても麻酔効果の持続が期待できることなどが利点としてあげられる．さらに，手術部位にも0.5％エピネフリン加リドカインの局所浸潤麻酔を併用しているが，これは術中出血の予防とともに術後疼痛軽減のためのpreemptive analgesiaを目的としている[2].

　腰椎麻酔後頭痛の発生頻度は穿刺針の太さに相関することが知られている．当施設でかつて25〜26Gを採用していた際の頭痛の発生頻度は約4％であったが，27Gの採用後は1％前後まで低下した．頭痛が発生した場合も，多くは水分補給，安静や鎮痛薬の内服などで1週間程度で経過するが，症状が遷延し離床の妨げになるなど，重症度が高い症例には硬膜外自家血パッチを行う.

b. day surgery(1日入院，日帰り手術)の対応

　ALTA療法や，尖圭コンジローマ切除術など比較的低侵襲で手術範囲が限局する症例については，サドルブロックによる管理を行う．坐位で穿刺を行い，0.5％高比重ブピバカインを0.5mL投与する．麻酔施行後，3分間坐位を保持したのち手術体位をとる．サドルブロックの利点は，麻酔域がS領域に限局するため下肢の運動障害，排尿障害が起こりにくく，手術当日の帰宅が可能であることである．そのため，当施設では1日入院，日帰り手術についてサドルブロックによる管理を行っている.

c. 麻酔困難症例，禁忌症例への対応

　腰椎麻酔は盲目的な手技であり，穿刺困難な症例に直面することがある．対処法は以下のとおりである．いずれの麻酔法においても，術後は翌日までベッド上安静としている．

1）硬膜外麻酔（仙骨硬膜外麻酔）

　腰椎変形や肥満などで腰椎麻酔が困難な症例に対しては，下位腰椎もしくは仙骨硬膜外麻酔を行う．1.5% ～ 2% リドカインを 10 mL 投与する．腰椎麻酔と比較し作用発現までに時間を要する．

2）静脈麻酔による鎮静

　抗血栓療法が継続されており腰椎麻酔が禁忌である症例，腰椎の著しい変形や，腰椎術後であるなど硬膜外麻酔も困難な場合は主としてミダゾラムやペチジンなどによる静脈麻酔を併用し，局所麻酔で痔核や痔瘻根治手術を行う．局所麻酔薬は外来と同じく主に0.5％エピネフリン加キシロカイン液を使用している．

3）全身麻酔

　術野の筋弛緩が必要な場合，気管挿管のうえ全身麻酔による管理を行う．

3　手術室における全身麻酔手術

a. 概　要

　対象疾患は長時間手術，腹腔鏡下直腸固定術である．

　腰椎麻酔により，手術操作による侵害刺激がすべて消失するわけではない．同一体位を長時間強いられることによるストレスや，内臓痛などを軽減する目的で，全身麻酔を併用する症例もある．そのような場合，術前の医学的判断や患者の希望などに応じて，プロポフォール持続投与や，ラリンジアルマスクによる気道確保下での全身麻酔を施行する（**表1**）．

b. 腹腔鏡下直腸固定術

　当院では従来の肛門科手術だけではなく，2024 年 1 月より新たに腹腔鏡下直腸固定術を導入した（**表1**）．腹腔鏡下直腸固定術については，気管挿管のうえ，全身麻酔管理を行っている．術前検査は腰椎麻酔時のものに加え，D-ダイマーを測定，高値の場合は下肢の造影 CT を行い，深部静脈血栓の有無を確認し，肺血栓塞栓症の予防法を講じる．

　術後鎮痛に難渋することは少なく，硬膜外カテーテル挿入は行っていない．麻酔維持のため人工呼吸管理のうえ，吸入麻酔薬およびレミフェンタニルの持続投与を行う．

　手術時は頭低位となり，さらに気腹により横隔膜が挙上されるため，しばしば動脈血二酸化炭素分圧が上昇しうる．加えて，炭酸ガスが経腹的に吸収され高二酸化炭素血症は助長されるため，呼気終末二酸化炭素分圧や気道内圧を厳重にモニタリングし，適宜適正化を図る．

術後鎮痛のため術中よりフェンタニルの間欠的投与を行う．閉創時にアセトアミノフェン製剤の静注を行うほか，術者により施行する創部への0.25%レボブピバカイン浸潤麻酔も一定の効果を認めている．術後悪心嘔吐対策として，デキサメタゾンの予防投与を行うほか，症状出現に備えオンダンセトロン，メトクロプラミド投与を考慮する．手術終了後は速やかに麻酔を覚醒させる．抜管後の呼吸・意識状態を15分程度手術室で観察したのち病棟帰室とする．

術後は酸素投与を3時間以上行い，翌朝まで心電図と酸素濃度，尿量をモニターし，必要なら胸部X線撮影を行う．翌日下腿の間欠圧迫を終了し，午後には尿カテーテルを抜去し歩行開始する．

文献

1) 日本ペインクリニック学会・日本麻酔科学会・日本区域麻酔学会 合同 抗血栓療法中の区域麻酔・神経ブロック ガイドライン作成ワーキンググループ：抗血栓療法中の区域麻酔・神経ブロックガイドライン〈https://anesth.or.jp/files/pdf/guideline_kouketsusen.pdf〉（最終確認：2024年7月30日）

2) Morisaki H, et al：Wound infiltration with lidocaine prolongs postoperative analgesia after haemorrhoidectomy with spinal anaesthesia. Can J Anaeste **43**：914-918, 1996

D 体位，セッティング

　一部の症例を除いて，ほとんどの手術は閉脚のジャックナイフ体位で行っている．基本的な医師，看護師の立ち位置を図1に示す．術者は患者の左側に立つが，術者の利き手や，病変の部位に応じて，適宜立ち位置を変更してもよい．器械出し看護師は術者の正面，患者の右側に立つ．ジャックナイフ体位では，術者や器械出し看護師から患者の顔は見えないため，外回り看護師，麻酔科医は患者の頭側に立ち，適宜，声掛けをする．

　ジャックナイフ体位を開脚でなく，閉脚で行っているのは，閉脚で術者と助手が患者の左右に立つことで，助手との視野共有や助手の操作が行いやすく，また術者の立ち位置や腕の角度の調整が容易で，繊細な手術操作が可能になるからである（図2）．

　頭を低位にし，臀部が一番高くなるようにすると，肛門部の血流が少なくなり，出血量の減少には有利に働くが，①高位脊髄くも膜下麻酔の危険性，②腹部・陰部の体圧の上昇，③循環動態への影響などを考慮して，上半身は水平～わずかに頭高位で行っている．下半身の屈曲の角度は 10～20° 程度としている．首は真下向きでも横向きでも患者の楽な向きとし，首や腹部に負担がかからないように適宜胸部にクッションを入れている．

　肛門縁から約3横指の部位に幅広の布製絆創膏を貼付し，両臀部を左右やや前方に牽引して手術台に固定する（図2）．これにより臀部と肛門の高さが近くなり手術操作がやりや

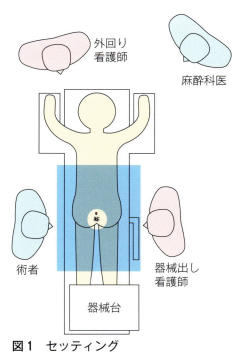

図1　セッティング

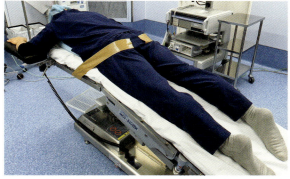

図2　ジャックナイフ体位（松島病院の標準的な体位）
体勢が楽になるように適宜，頭や胸の下に，クッションを入れる．

すくなる．正確な手術のためには，的確な絆創膏の位置・強さ・方向で左右均等な牽引が重要である．絆創膏の位置は手術操作の邪魔にならず，かつ適度な緊張をかけるためには3横指程度が適当である．

また穴あきドレープを用いて手術しているが，3横指にすると，穴の部分に絆創膏が入らず，視野も良好になる．牽引が弱すぎたり，牽引の方向が悪いと術野の確保が困難になり，牽引が強すぎると皮膚が引きつれてしまったり，不要な裂創の原因になったりする．

E 手術に必要な器具

1 準備しておく器具

a. 肛門鏡

　肛門管を展開するためのさまざまの肛門鏡，開創器があり，それぞれの特徴を把握し，使い分ける必要がある．当院でよく用いる肛門鏡について述べる．

1）有柄肛門鏡

　腰椎麻酔がかかった後，手術開始する前に，2本の有柄肛門鏡(**図1**)を用いて肛門管から下部直腸にかけて全周性に観察する．肛門の全体像を把握して，どのように手術を進めていくかのイメージをつける．痔核であれば，処理する痔核の大きさ，個数を把握する．2本の有柄肛門鏡の先端を狭めて，痔核の上極に引っ掛け，手前に引くことで脱出の程度を確認することも可能である．

　手術が進むにつれて，全体像は刻々と変化するので，手術の途中でも適宜使用する．手術操作をする際は，以下の肛門鏡 横浜 MODEL（シャトル型肛門鏡）や隅越型肛門鏡を用いるが，出血確認の際には，これらの肛門鏡では出血部位に緊張がかかって圧迫止血され，出血部位がわからないことがある．手術終了前には有柄肛門鏡を使用して，止血確認をし，手術を終了する．

2）肛門鏡 横浜 MODEL（シャトル型開肛器）

　スリットの入った筒型の肛門鏡で，病変部を縦方向に良好な視野で観察することが可能

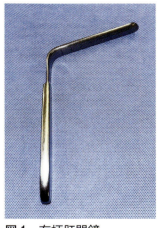

図1　有柄肛門鏡

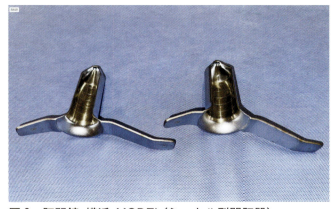

図2　肛門鏡 横浜 MODEL（シャトル型開肛器）

である(図2).径2.2cm～3.7cmのものがあるが,主に径2.7cmあるいは3.2cmのものを使用している.

　肛門を自然な形で開大することが可能で,イメージどおりの操作が行いやすい.大きな痔核が複数ある場合など,視野の妨げになる周辺病変がある場合に,スリット内の病変のみに集中することが可能である.また開口器の太さ以下に創閉鎖することがなく,術後の狭窄の予防になる.隅越式開肛器と比べると,肛門管全体が奥に押し込まれるので,痔核根部結紮などの深部の操作は,より深い位置での操作が可能になる.

3) 隅越式開創器(Ⅰ型,Ⅱ型)

　主にⅡ型を使用している.隅越Ⅰ型肛門開創器(図3)を改良したものがⅡ型で,ブレードの先端に膨らみを持たせることによって,深部の視野が良好になり,また肛門管から滑脱しにくく,固定性も改善されている(図4).しかし,その膨らみにより肛門狭窄が著しい場合は挿入困難となるため,狭窄が解除されるまではⅠ型を使用する.肛門管に対して横軸方向に緊張がかかることで痔核根部は手前に来るため,根部処理は容易になる.また内外肛門括約筋に緊張がかかり,括約筋の同定が容易になるので,痔核を内肛門括約筋から剥離する際や,痔瘻で内外肛門括約筋間や上皮-内肛門括約筋間の操作をする際に有用である.

　ブレードを開きすぎると痔核組織が平坦化し,過小切除になったり,上皮や肛門括約筋にダメージが加わったりするので注意が必要である.

4) 宇井式開肛器

　隅越Ⅱ型に類似しているが,ブレード部分に可動性を持たせている(図5).隅越型肛門鏡は肥満症例などの肛門が深い症例では滑脱しやすく,術野展開が困難な場合があるが,そのような場合に宇井式は有用である.

b. 痔核結紮器

　小さい内痔核,結紮切除術時の根部の処理,直腸粘膜脱などに対して使用する(詳細は「痔核の手術」(p64)参照).

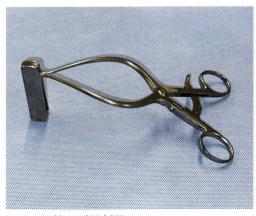

図3　隅越Ⅰ型開創器

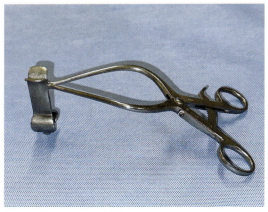

図4　隅越Ⅱ型開創器

E. 手術に必要な器具　　**55**

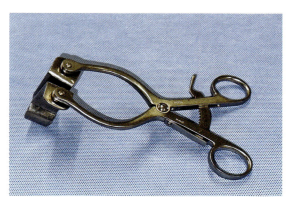

図 5　宇井式開肛器

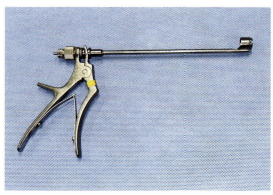

図 6　痔核結紮器

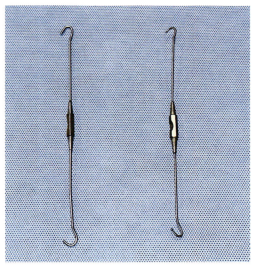

図 7　クリプトフック

　ゴム輪装着器を用いて，先端のドラム（太い筒状の部分）にゴム輪を装着した後，ドラムの中に病変を引き込み，ハンドルを握ることでゴム輪がドラムから外れ，病変が結紮される（図6）．結紮された病変は血流が遮断され，脱落壊死を起こす．結紮する病変が小さいとゴム輪が脱落する可能性があり，歯状線より肛門側の外痔核成分を結紮すると強い痛みの原因になるので注意する．

c. HemoPex System®（HPS）

　mucopexy-recto anal lifting（MuRAL）法の際に用いる専用の器具である．MuRAL法は直腸粘膜と粘膜下組織を6～7ヵ所で長軸方向に縫縮して内痔核を吊り上げ固定する術式で，当院では主に直腸粘膜脱に対して施行している（詳細は「直腸粘膜脱の手術（MuRAL法）」（p86）参照）．

　HPSを使用しなくても同様の手術は可能であるが，HPSを使用することで，縫縮線が蛇行したり，隣の縫縮線と近接したりすることなく，簡便に手術が行える．

d. クリプトフック

　痔瘻の瘻管開放術の際に使用する（詳細は「痔瘻の手術」（p105 など）参照）.

　クリプトフックを痔瘻の原発口に愛護的に挿入することで原発口を同定し，クリプトフックに沿って切開して瘻管を開放する．太さと先端の形状はそれぞれ 2 種類ある（**図7**）．細いものを強い力で使用すると，医原性に誤った原発口を作製してしまうことがあり，注意が必要である.

2　使用する糸

a. 肛門手術における縫合糸

　縫合糸には①吸収糸 or 非吸収糸，②モノフィラメント or ブレイド（編み糸），③抗張力保持期間・吸収期間などによってさまざまな種類がある（**表1**）．一般的に外科手術において縫合糸を選択する際は，感染リスク，抗張力保持期間，易操作性などを考慮する．特に肛門領域の創部は①抜糸が困難，②便という汚物に日々曝される，③歯状線より肛門側は敏感な感覚があるといったことも考慮する必要がある.

b. 縫合糸の選択

　抜糸が困難であるため，基本的には吸収糸を用いる．モノフィラメントは感染リスクが低く，組織通過性がよいが，柔軟性に欠けるため結紮や縫合が緩みやすく，肛門縁近傍では違和感・疼痛が出やすい．ブレイドの利点・欠点はその逆である.

　消化管吻合部の創傷治癒は，1 期（術後 7 日まで）の縫合糸よる力学的癒合期，2 期（術後 4 日以後）のコラーゲンによる組織学的癒合期，3 期（術後 1 ヵ月以降）の成熟期と経過する．術後 3 〜 5 日目に線維芽細胞の増殖，毛細血管の新生やコラーゲンの産生が現れ，術

表1　当院で使用している縫合糸

製品名	形態	抗張力保持期間	吸収期間
バイクリルラピッド® (ETHICON)	ブレイド	5 日＝50% 2 週間＝0%	42 日
カプロシン® (Medtronic)	モノフィラメント	5 日＝50 〜 60% 10 日＝20 〜 30%	56 日
ポリソーブ® (Medtronic)	ブレイド	2 週間＝80% 3 週間＝30%	56 〜 70 日
PDS Plus® (ETHICON)	モノフィラメント	2 週間＝80% 4 週間＝70% 6 週間＝60%	182 〜 238 日
バイオシン® (Medtronic)	モノフィラメント	2 週間＝75% 3 週間＝40%	90 〜 110 日

(Medtronic 社，ETHICON 社製品カタログより)

後 7 日目には癒合がほぼ完成する [1,2].

　腹腔内の消化管吻合部の縫合不全は重篤な経過を取りうるが，肛門部はその危険性がないので，短い抗張力保持期間で十分と考えられる．逆に抗張力保持期間・吸収期間が長過ぎると，遺残糸が感染や違和感・疼痛の原因になる可能性がある．

c. 当院で使用している縫合糸

　以上を考慮し，抗張力保持期間が短く，吸収期間の早いカプロシン®（Medtronic），バイクリルラピッド®（ETHICON）を多くの場面で使用している（表1）．括約筋縫合などの緊張がかかる縫合では，抗張力保持期間長く，結紮のゆるみにくいブレイドのポリソーブ®（Medtronic）を選択したり，痔瘻の瘻管結紮には抗張力保持期間の長いバイオシン®（Medtronic）や PDS Plus®（ETHICON）を選択したりするなど，状況に応じて適切な糸を使用するようにしている．

文献
1）加藤広行ほか：消化管吻合と創傷治癒．臨床外科 **62**: 1529-1533, 2007
2）丸山圭一ほか：消化管吻合の歴史と癒合のメカニズム．臨床外科 **70**: 1188-1195, 2015

58 第Ⅱ章 総論

F 術前検査で問題となる併存疾患

1 糖尿病

　糖尿病では血管病変，細胞機能低下，免疫低下，糖利用障害による蛋白異化亢進などにより，術後の創治癒遷延や手術部位感染（surgical site infection：SSI）のリスクが高くなる．肛門周囲膿瘍では速やかな切開・排膿が推奨されるが[1]，その他の肛門疾患は緊急性は少ないため，糖尿病のコントロール不良な場合は，コントロールがついてから手術をするようにしている．

　合併症予防のための目標として推奨されている HbA1c 7.0％未満が望ましいが，年齢や使用薬剤，ADL，認知機能，併存疾患などによっては，HbA1c 7.5 ～ 8.5％ 未満が目標に設定されることもあり[2]，かかりつけ医と連携して手術の可否を決定する．

2 免疫抑制薬服用

a. ステロイド

　生理的範囲内のステロイドは創傷治癒に必須であるが，過剰なステロイドは創傷治癒過程における抗張力，上皮化，血管新生，創収縮などを遷延させ，また易感染性の原因となる．

　ステロイドの分泌は視床下部 - 下垂体 - 副腎皮質系（hypothalamic-pituitary-adrenal axis：HPA axis）によって調節されている．プレドニゾロン 5 mg/day 相当以下，または量にかかわらず 3 週間以内の投与では，HPA axis が維持され，それ以上の投与では HPA axis が抑制されると言われているが，正確な予測は困難である．

　肛門手術は侵襲の程度は軽度であるが，HPA axis が抑制されている場合は手術侵襲による急性副腎不全の可能性があるため，ステロイドカバーが推奨されている．ステロイドの投与状況やステロイドカバーの必要性などかかりつけ医に確認する必要がある．

b. ステロイド以外の免疫抑制薬

　免疫抑制状態の患者では創傷治癒遷延や SSI 発症の可能性が高くなるとされている．しかし，これらを詳細に検討した報告はほとんどなく，周術期の免疫抑制薬が手術に及ぼす影響について一定のコンセンサスが得られていない．「消化器外科 SSI 予防のための周術期管理ガイドライン 2018」では"術前の免疫調整薬や生物学的製剤の投与は SSI 発症の

リスクとはならない（エビデンスレベル C）．しかし，いずれも減量によって SSI が低減するか検討した報告はなく，減量 / 休薬は原疾患によって検討する（エビデンスレベル D）"と記載されている[3]．「関節リウマチガイドライン 2023」では，整形外科手術における推奨ではあるが，術前後の休薬が推奨されている[4]．

以上を踏まえ，原疾患の状況に応じて，かかりつけ医に判断を仰いでいる．

3 放射線治療後

泌尿器科領域，婦人科領域に対する放射線治療歴を確認する．放射線性直腸炎を発症している場合は大腸内視鏡検査で特徴的な毛細血管拡張などの異常を認めるため，容易にわかるが，そうでない場合も注意が必要である．放射線性直腸炎は早期障害と晩期障害があり，晩期障害は治療後数ヵ月以降に起こるもので，照射後 30 年経過してからの発症例の報告もある[5]．原発巣によってさまざまな放射線照射法があり，周辺臓器への線量を減らす工夫がされているが，いずれの照射法でも放射線性直腸炎は起こりうる．

放射線照射部位は慢性的な血流障害を起こしているため，一見正常に見えても，手術侵襲により重篤な合併症をきたす可能性がある．前立腺癌小線源療法後の尿道直腸瘻の報告では痔核根治術や ALTA 療法，直腸粘膜生検，アルゴンプラズマ凝固止血術などが契機として挙げられている[6]．

ALTA 療法は放射線治療歴がある場合は禁忌である．その他の処置については，放射線治療をした施設に可否の確認を取る．手術可の場合でも，放射線照射の影響の強い部位への侵襲は極力控えるようにする．具体的には，痔核では前方の痔核の処置は最小限にし，方向にかかわらず口側まで切除しすぎないように注意するといった配慮が必要である．

4 腎機能障害

腎不全・透析は，易感染性，創治癒遷延の原因となる．水分制限のため，便秘傾向の患者が多く，排便状況の確認が必要である．また透析患者ではアルミニウムの除去が確実でないため，ALTA 療法は禁忌である．

5 肝機能障害

肝機能障害も易感染性，創治癒遷延の原因となる．肝硬変をきたしていると，血小板減少を起こし，程度によっては腰椎麻酔が施行できない．また門脈圧亢進症により，直腸静脈瘤を認めることがある（図 1）．直腸静脈瘤は食道・胃静脈瘤以外の異所性静脈瘤の中では 44.5 ％と最も頻度が高い[7]．出血の頻度は 5 ％以下で比較的まれであるが，出血を起こすと出血量が多くなって，致死的になることもある．門脈圧亢進症をきたしうる病態の患者には内視鏡検査で直腸静脈瘤の有無を確認する必要がある[8]．

直腸静脈瘤の治療には内視鏡治療（硬化療法，結紮術など），血管内治療，外科的治療（結紮術，シャント閉鎖術，腸管切除術など）がある．

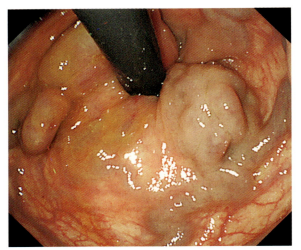

図1　直腸静脈瘤

6 血小板異常，凝固異常，抗血栓薬服用

　当院では主に腰椎麻酔で手術を施行しているため，腰椎麻酔の禁忌になるような凝固異常や抗血栓薬の使用がないか確認している．休薬する抗血栓薬の種類は「抗血栓療法中の区域麻酔・神経ブロックガイドライン」内の「抗血栓療法を受けている患者に対する脊髄くも膜下麻酔の指針」[9]に準じて決めている．抗血栓薬の休薬による血栓リスクと継続による出血リスクを考慮して，腰椎麻酔の禁忌にならないバイアスピリンは継続している．抗血栓薬の休薬期間については，術前は上記指針どおりとし，術後は，当院での痔核の術後出血の9割程度が術後2週間以内に発生していることから，術後2週間の休薬を基本としている．

　かかりつけ医に休薬の可否を確認し，手術内容や抗血栓薬を内服している原疾患の状況を考慮し，休薬期間は適宜短縮している．休薬不可な場合は，全身麻酔手術が可能な連携施設で手術を施行したり，局所麻酔と鎮静で手術を行ったりしている．

7 緑内障

　緑内障の8割を占める開放隅角緑内障は問題ないが，残りの2割の閉塞隅角緑内障では抗コリン薬，抗ヒスタミン薬などの禁忌薬剤や手術体位の制限がある場合があるので，かかりつけ医に確認するようにしている．手術体位は長時間の頭低位や腹臥位が眼圧上昇のリスクになるが，肛門科手術で問題になることはほぼない．また眼科に通院している患者は閉塞隅角緑内障であっても手術治療後であることが多く，制限がないことがほとんどである．

　むしろ，高眼圧の指摘や視力障害があるものの，眼科通院していない場合に注意が必要である．

8　炎症性腸疾患

a. 潰瘍性大腸炎

　　出血の原因が肛門疾患でなく，潰瘍性大腸炎の可能性もあり，術前に内視鏡検査を施行することが望ましい．潰瘍性大腸炎が存在する場合でも，寛解期であれば手術可能であるので，かかりつけ医に治療状況を確認する．病勢コントロールが不良の場合，手術侵襲による潰瘍性大腸炎の増悪や，下痢便による創部感染や術後肛門狭窄のリスクとなるため，潰瘍性大腸炎の治療を優先する．大腸全摘・回腸嚢肛門吻合術または回腸嚢肛門管吻合術を施行されている場合，吻合部を一次口とする痔瘻の可能性も念頭に置く．

　　NSAIDs の連用は病勢悪化の原因になるため，術後鎮痛薬は主にアセトアミノフェンを使用する．

b. Crohn 病

　　痔瘻の項（p133）を参照．

文献

1）日本大腸肛門病学会（編）：肛門疾患（痔核・痔瘻・裂肛）・直腸脱診療ガイドライン 2020 年版（第 2 版），南江堂，2020
2）日本糖尿病学会（編・著）：糖尿病診療ガイドライン 2024，南江堂，2024
3）日本外科感染症学会消化器外科 SSI 予防のための周術期管理ガイドライン作成委員会（編集）：消化器外科 SSI 予防のための周術期管理ガイドライン 2018，診断と治療社，2018
4）日本リウマチ学会（編集）：関節リウマチ診療ガイドライン 2024 改訂，診断と治療社，2024
5）趙　栄済ほか：放射線照射性腸炎．胃と腸 **40**: 647-651, 2005
6）Leong N, et al: Rectal ulcers and retroprostatic fistulas after I-25 low dose rate prostate brachytherapy. J Urol **195**: 1811-1816, 2016
7）渡辺勲史ほか：本邦における異所性静脈瘤の実態　全国アンケート調査結果より．日本門脈圧亢進症学会雑誌 **15**: 131-142, 2009
8）萩原　優：直腸静脈瘤．日本門脈圧亢進症学会雑誌 **8**: 74-80, 2002
9）日本ペインクリニック学会・日本麻酔科学会・日本区域麻酔学会 合同 抗血栓療法中の区域麻酔・神経ブロック ガイドライン作成ワーキンググループ：抗血栓療法中の区域麻酔・神経ブロックガイドライン〈https://anesth.or.jp/files/pdf/guideline_kouketsusen.pdf〉（最終確認：2024 年 7 月 30 日）

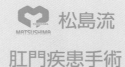

松島流

肛門疾患手術

第Ⅲ章 各 論

Contents

A. 痔核の手術
B. 直腸粘膜脱の手術（MuRAL法）
C. 裂肛の手術
D. 痔瘻の手術
E. 直腸脱の手術
F. 膿皮症の手術
G. 毛巣洞の手術
H. 尖圭コンジローマの手術

なぜそうするのか？

A 痔核の手術

1 待機手術：結紮切除術

a. どの痔核から始めるか

切除を開始する部位については3つの意見に大別される

1) 最大のものから開始する

痔核の最大のものから手術を行うのは手術のデザインを行ううえで重要である．小さい痔核から手術を開始して手術操作が最大の痔核近傍にまで及んだ場合には当初計画した手術のデザインを変更せざるをえない．さらに，大きな痔核から順に処置すると，創部の縫合閉鎖は切除断端の余剰粘膜・肛門管上皮を引き寄せて縫合するため，小さな痔核は最終的に目立たなくなり切除する必要がなくなることもあり，手術創を最小限にすることができる（図1）．

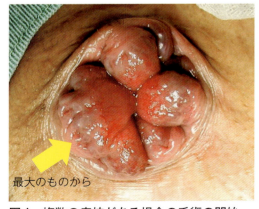

図1 複数の痔核がある場合の手術の開始
最大の痔核から手術を行うことで周囲の組織を引き寄せ，小さな痔核に手を付ける必要がなくなることもあり，手術創の数を最小限にすることができる．

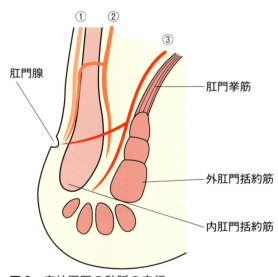

図2 痔核周囲の動脈の走行
①粘膜下を下行するもの
②直腸縦走筋内を下行し内肛門括約筋上端で粘膜下に出る枝と縦走筋を下行する枝に分かれるもの
③肛門挙筋に沿って縦走筋に入り内肛門括約筋を貫いて粘膜下に出るものと縦走筋を下行しながら内肛門括約筋に細枝を出すもの
以下の文献を参考に作成．
（宮崎治男：日本大腸肛門病会誌 **29**:15-29, 1976）

A. 痔核の手術　**65**

表1　痔核切除をどこから始めるか（利点欠点のまとめ）

どの痔核から始めるか	利点	欠点
最大のものから	手術創の数を最小限にすることができる	なし
前方以外から	止血に難渋するリスクを回避することができる	なし
術野の低い部分から	出血が視野の妨げにならない	ジャックナイフ体位であると前方から切除することになる

2）前方以外の部分から開始する

　直腸側には太い径の動脈が存在し，痔核周囲の動脈について**図2**のごとく走行するとされている[1]．筆者の経験ではあるが，前方は深くまで切除しているつもりでなくても早い段階で太い動脈に遭遇することがあり，特に内肛門括約筋を貫いて痔核に流入する動脈（**図2**）からの出血は，出血点より口側を縫合しても出血が止まらず止血に難渋することがある．

　前方以外の痔核から手術を開始することで前方の痔核が目立たなくなり切除する必要がなくなれば，止血に難渋するリスクを回避することができると考え，前方以外の部分から手術を開始することも一つの手段である．また，止血時には**図2**のような血管走行のイメージを持って止血を行うことも重要である．

3）術野の最も低い部分から開始する

　術野の低い部分から開始するのは，出血した血液が下に流れるため2ヵ所目以降の切除を行う際に出血が視野の妨げにならないという理由である．一見合理的であるが，切除後に十分な止血を行えば，視野の妨げになるような出血は防ぐことが可能である．

【1）〜3）が組み合わさって迷う場合】

　まず，1）が最も優先順位が高いと考える．理由は，手術創の数を最小限にすることで疼痛や術後出血のリスクを軽減することができると考えるためである．3）の，術野の最も低い部分から始めることを優先すると，ジャックナイフ体位では前方から始めることになるが，2）の理由から，前方はできれば最後に手を付けたい．

　以上の理由から，優先順位としては1）＞2）＞3）の順に考えるとよいと考えるのが妥当である（**表1**）．

b. ドレナージ創の作り方

1）基本的な考え方

　肛門の手術は汚染創で，かつ，便という異物が創面に残りやすいことから，創傷治癒の観点から開放したままで管理することが基本である．さらに，全閉鎖術式と半閉鎖術式を比較した検討によると，ドレナージ創のない全閉鎖術式は術後皮垂を形成しやすいことが報告されている[2,3]．当院では創部の感染や皮垂形成を予防する観点から，ドレナージ創のある半閉鎖術式を選択している．

　ドレナージ創作製の注意点は，大きさと深さである．大きさについては，長さを十分とることが重要である．理由は，麻酔下では肛門管が弛緩しており，麻酔が切れると肛門管

が収縮するため，不十分な長さのドレナージ創であると術後創部全体が肛門管内に引き込まれ，ドレナージ創としての機能が失われてしまうからである．ドレナージ創の先端を外肛門括約筋皮下部の外側縁まで十分作製することで，麻酔が切れた後も創部全体が完全に

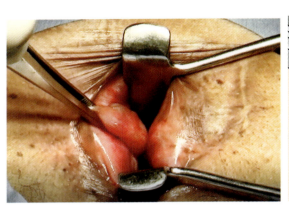
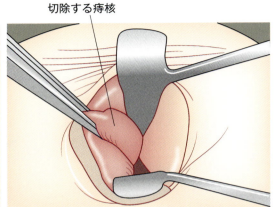

図3　ドレナージ創の幅
痔核を鑷子で把持したラインが切離幅である．

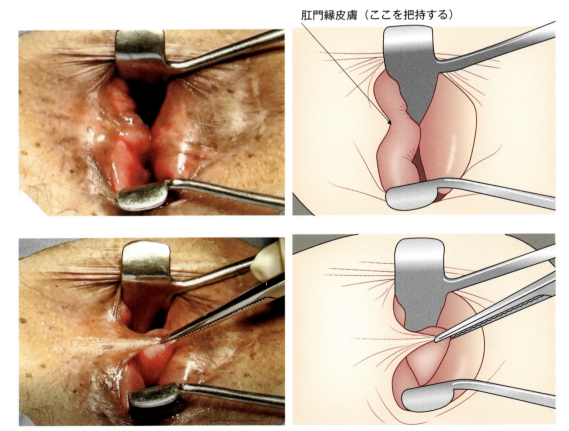

図4　切除痔核を対側に引く
肛門縁皮膚をコッヘル鉗子で把持し，切除痔核の対側に引くと皮膚が牽引される．

肛門管内に引き込まれることはない．深さは，外肛門括約筋皮下部を完全に露出させるような深い切開は，瘢痕を残し肛門の変形をきたす可能性があることから避けることも重要である．

2）手技の実際

具体的な手技を示す．まず，切除する皮下，内外痔核にアドレナリン加生食を浸潤させ止血効果を得る．次に，肛門管内の痔核を鑷子で把持する（**図3**）．把持する幅は，両側の余剰な肛門管上皮が目立たなくなる幅で，把持した部分がドレナージ創の肛門縁の幅に一致する．痔核の肛門縁皮膚をコッヘル鉗子で把持し，切除痔核を対側に牽引する（**図4**）．

肛門周囲皮膚の色素移行部付近（外肛門括約筋皮下部のやや外側に相当する）をドレナージ創の外側縁とし，肛門縁の切離線を目指してメスで切開する．ドレナージ創の外側縁皮膚をコッヘルで把持し，牽引しながら外肛門括約筋皮下部から皮膚を剥離する（**図5**）．ドレナージ創の深さは，外肛門括約筋皮下部を完全に露出させない深さとし（**図6**），剪刀で痔核組織を剥離する．

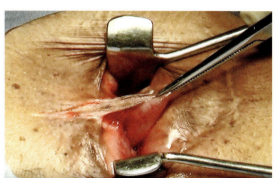 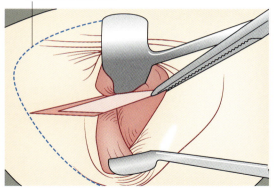

図5　皮膚切開①
外肛門括約筋皮下部のやや外側で，肛門周囲皮膚の色素移行部（点線）に相当する部位から皮膚切開を肛門縁まで行う．

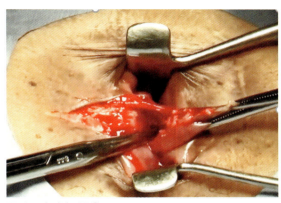 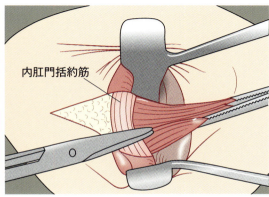

図6　皮膚切開②
外肛門括約筋皮下部を完全に露出させるような深い切開は避ける．

c. 剥離のポイント

1）痔核組織の剥離と切離

ドレナージ創から連続させて，肛門管内の痔核組織を内肛門括約筋・直腸内輪筋から剥離する．剥離の際に，痔核組織を切除創から引き離すように牽引すると，内肛門括約筋・

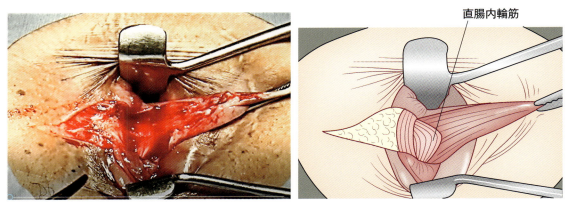

図7　剥離のポイント①
内肛門括約筋〜直腸内輪筋は白色の輪走する線維として視認される．図では，直腸内輪筋が山型に痔核組織側に引きつられて確認される．

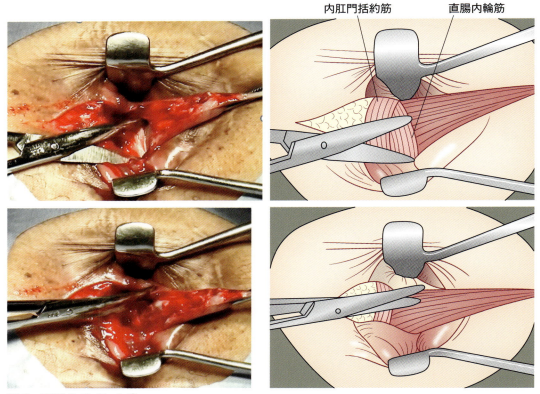

図8　剥離のポイント②
痔核組織から内肛門括約筋〜直腸内輪筋を鋭的鈍的に剥離し，ドレナージ創の幅で痔核組織を切離する．

直腸内輪筋は白色の輪走する線維として山型に痔核組織側にひきつれて確認される(図7).この山型の頂部を痔核組織から鋭的・鈍的(図8)に剪刀で剥離する.

剥離・切離の軸がずれると,他の痔核切除創と根部が近接し,根部の痔動脈結紮部にテンションがかかり術後出血をきたす可能性があるため,切除痔核組織の表(肛門管上皮・粘膜側)と裏(切除創側)から交互に創部を確認しながら,先に作製したドレナージ創の正中を軸として,ドレナージ創の幅でできるだけ直腸方向に軸がぶれないよう剥離を進める.

痔核組織の剥離と切離の手順としては,①内肛門括約筋・直腸内輪筋と痔核組織の剥離,②視野が確保できなくなったらドレナージ創の幅で痔核組織を切離するという2つの手順を①⇒②⇒①…と繰り返しながら進めていく.内肛門括約筋は直腸内輪筋が肛門管の下端で厚みを増して形成されたものであり[5],どこからが直腸内輪筋かは明確な境目はない.

2)剥離の終了

剥離の口側終点は,内外痔核のみであれば切除痔核組織の表(肛門管上皮・粘膜側)をみて直腸粘膜まで達していれば十分であり内痔核の剥離を終了とする.また,直腸粘膜脱を合併している場合は,直腸粘膜をさらに口側まで剥離する.動脈性の出血で視野が確保できない場合は,無理して剥離操作を続けず,次の動脈結紮に移ることも重要である.

剥離が十分できたら痔核組織をドレナージ創の幅で切離する.切離の際には後に縫合閉鎖するときに肛門管上皮が十分足りるように配慮する.

d. 動脈結紮のポイント

口側から上直腸動脈の枝が流入してくるイメージで(図9)切除する痔核組織の5 mm口

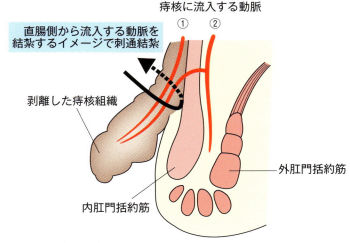

図9 動脈の結紮
痔核に流入する動脈のうち,①粘膜下を下行するものと,②直腸縦走筋内を下行し内肛門括約筋上端で粘膜下に出る枝を結紮するイメージで痔核根部を刺通結紮する.
　以下の文献を参考に作成.
(宮崎治男:日本大腸肛門病会誌 29:15-29, 1976)

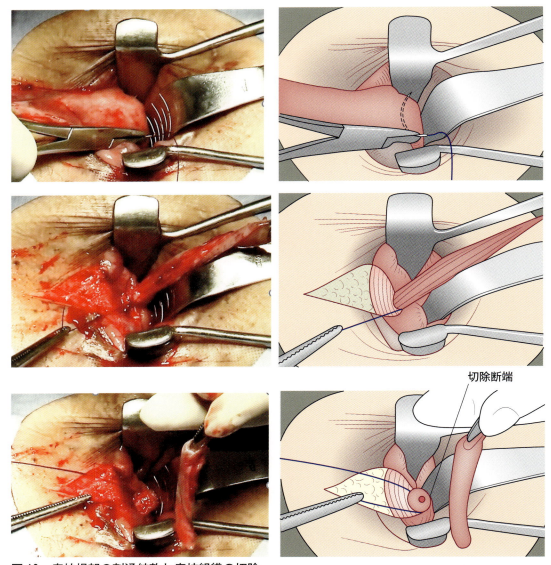

図10　痔核根部の刺通結紮と痔核組織の切除

側に吸収糸をかけて痔核根部を刺通結紮する．痔核根部は断端が短いと術後に糸が脱落して出血の原因となりうるため，5 mm 程度の断端を残して痔核組織を切除する（図10）．

e. 半閉鎖

1) 縫　合

　痔核根部を結紮した吸収糸を用いて肛門管上皮を連続縫合する．糸が緩みにくいこと，糸が創面に密着しフラットな創部に仕上がることからインターロッキング縫合を行う．創部のドレナージを目的として，粘膜・肛門管上皮のみに糸をかけ，5 mm ほどの歩みで縫合閉鎖する．

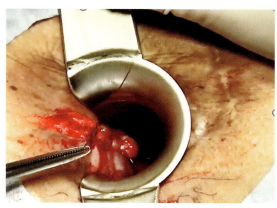
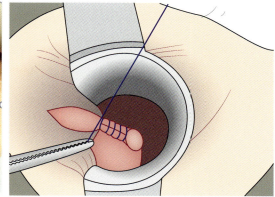

図 11　肛門縁までの連続縫合

　創部の緊張が強すぎると強い疼痛の原因や，縫合部が術後壊死して術後出血の一因になる可能性があるため，創部に過度な緊張がかからないように配慮する．肛門縁で縫合は終了する（図 11）．

2）手術終了前の確認

　すべての痔核を切除し，手術を終了する前に，根部から肛門縁まで指診を行い緊張や伸展制限がないことを確認する．隣り合う創部の根部は，最低 1 横指の距離があると緊張がかかりにくい．肛門管の伸展性は 2 横指程度あれば十分である．伸展制限がある場合の対応は後述の「5. 痔核結紮切除術中の pitfall と次の一手」（p80 ～ 81）に記載する．

　止血の確認は，ブレード型肛門鏡や肛門鏡 横浜 MODEL（シャトル型肛門鏡）では器具の圧迫により出血が止まることがあるため，有柄肛門鏡を用いて創部の出血がないことを確認し，終刀する．

2　嵌頓痔核の手術

a. 完成像をイメージして切開の位置を決定する

　嵌頓痔核では，痔核組織が炎症により大きく腫大している．そのため腫れているところをすべて切除すると過剰切除となり，術後肛門狭窄の原因となる．炎症のない痔核については痔核の幅（長径）の 1/2 ～ 2/3 を切除幅とする報告があるが[6]，嵌頓痔核については 1/3 程度にとどめ，後から余剰な組織があれば追加切除することを前提として切除デザインを考える．

　ドレナージ創の形成については通常痔核と同様である．最大のものから切除を開始する（図 12）．

b. 剥離のポイント

　嵌頓痔核は炎症のため剥離層の見極めが困難であり，特に内肛門括約筋の損傷には注意

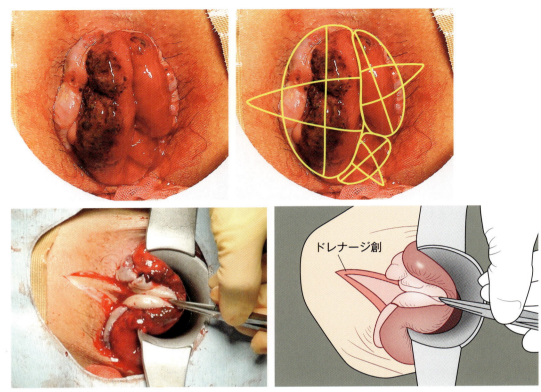

図 12　嵌頓痔核の切除デザイン例
この症例では術者は切除する痔核組織の長径の 1/3 をイメージしデザインを考えた．

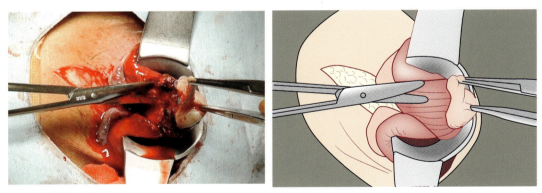

図 13　剥離のポイント
内肛門括約筋の損傷に注意しながら鋭的に剥離をする．

　が必要である[7]．内肛門括約筋や直腸内輪筋は通常の痔核と同様，白色の輪走する線維として認識されるため，確認しながら剥離を進める．
　剥離操作は炎症のない痔核であれば鋭的・鈍的に剪刀で行うが，嵌頓痔核は炎症のため組織が硬く，特に歯状線レベルまでは鈍的剥離は困難であり，内肛門括約筋の損傷に注意して鋭的に切離しながら剥離操作を行う(図13)．

A. 痔核の手術　　73

c. 半閉鎖

　炎症のない痔核と同様，根部の刺通結紮・痔核組織の切除を行った後に半閉鎖を行う．
この時点では，余剰な肛門管上皮を残す状態であることが多いため，ここで追加切除を行

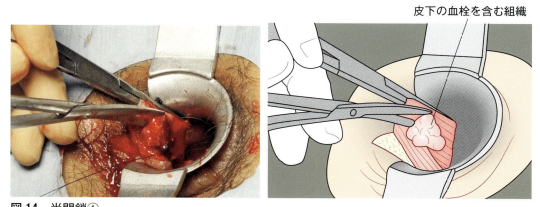

図14　半閉鎖①
ペアン鉗子で追加切除する組織を把持し，皮下の血栓を含む組織を内肛門括約筋・肛門管上皮から剥離
し剪刀で切除する．

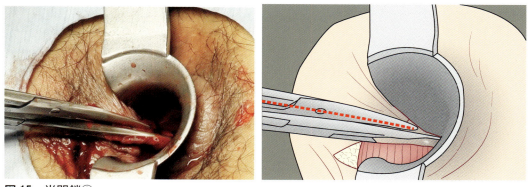

図15　半閉鎖②
皮下の組織を除去した後に，余剰な肛門管上皮を創部側に引き寄せ，ドレナージ創のライン（赤点線）で
切除する．

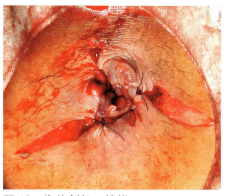

図16　術後創部の状態

う．追加切除はまず，ペアン鉗子で追加切除する肛門管上皮を把持し，皮下の血栓を含む組織を内肛門括約筋から剥離し切除する（図14）．次に，肛門管上皮を創部側に引き寄せて，ドレナージ創の肛門縁のラインで切除する（図15）．前述したとおり，過剰切除には十分注意する．

追加切除の後に，根部を刺通結紮した糸で肛門縁まで連続縫合する（図16）．

3 難易度の高い手術

a. 全周性痔核の場合

1）全周性の痔核を通常痔核のようにイメージする

全周性の痔核であっても，通常の痔核と基本操作は変わりない．大きすぎると鑷子で痔核を把持できないこともあり，こうした場合には，痔核組織の長径の1/2を切除幅と考えデザインする．追加切除は後からできるので，肛門狭窄をきたさないよう控えめに切除を開始し，ひとまず動脈結紮まで行って，その後必要があれば余剰な上皮や粘膜を切除する．

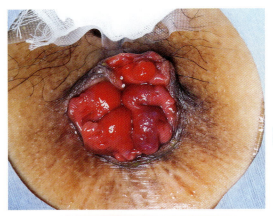
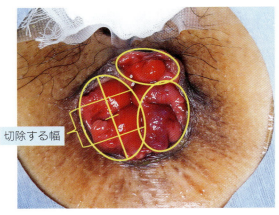
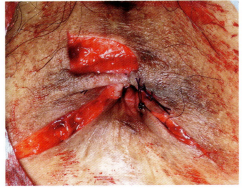

図17　全周性痔核の切除デザイン例①
主痔核・副痔核を合わせて大きく分けて3つのパーツに分けてデザインを考える．切除する幅は長径の1/2と考える．

2)イメージの方法

具体例を図で示す(**図17，18**).

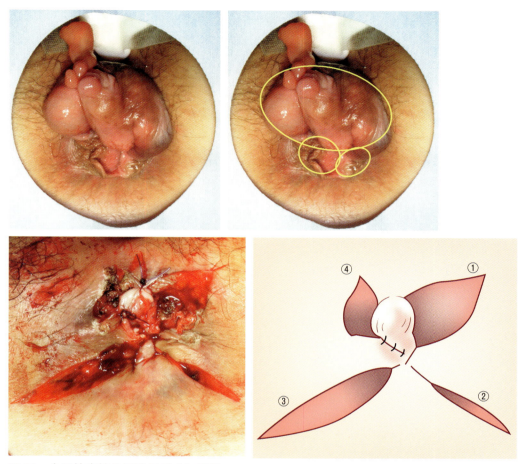

図18　全周性痔核の切除デザイン例②
12時方向に巨大な肛門ポリープを伴う痔核がある．3つのパーツとしてとらえ，①〜③を切除し，④の肛門管外の皮膚は後から追加切除した．

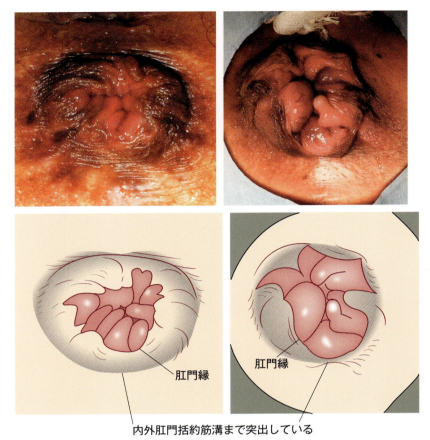

図 19　凸型肛門
内外肛門括約筋間溝を目視で確認することができ，肛門縁から内外肛門括約筋間溝まで突出しているように見える．

b. 凸型肛門の場合

　凸型肛門の明確な定義はないが，肛門の診察をすると肛門が突出して見える場合があり，凸型肛門と称する．凸型肛門と，そうでない肛門で比較してみると（**図 19，20**），内外肛門括約筋間溝まで肛門が突出しているように見える．

　凸型肛門の術後は，そもそもこのような肛門の形を呈しているため，痔核を切除しても肛門外から触れて平坦な肛門とはならない．さらに，術後浮腫をきたし肛門皮垂を形成する可能性が高く，術前に患者に平らな肛門にならない可能性を十分に説明してから手術に臨む必要がある．

A. 痔核の手術　77

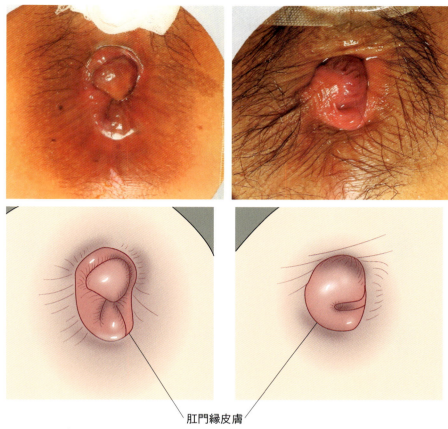

図20　凸型ではない肛門
肛門縁から皮膚側は平坦で，目視では内外肛門括約筋間溝ははっきりわからない．

4　硬化療法

a. 5%フェノールアーモンドオイル(5%PAO)法

　5%PAOは痔核に注射し痔核の血管周囲に炎症を起こし線維化することにより，痔核内の血流が低下することで出血が改善する治療薬である（**図21**）．止血効果は70〜90%，脱出改善は50〜80%，効能期間は比較的短いとされる[8-10]．当院では外来処置として出血を主訴に来院する患者に用いることが多い．

1) 5%PAO法の適応

　GradeⅢまでの痔核で，出血や脱出の自覚症状があり，本人が保存的治療を希望している場合に適応となる．

2) 治療前の説明

　通常，術後の痛みや出血をきたすことは少ないが，まれに炎症による浮腫をきたし疼痛，脱出の増悪や，痔核組織に潰瘍を形成して出血，疼痛をきたすことがあり，これらを十分に説明し同意を得る．また，合併症は少ないが作用が弱く，効果の持続は数ヵ月であることを説明する．

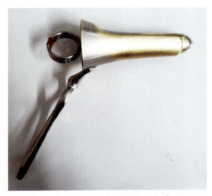
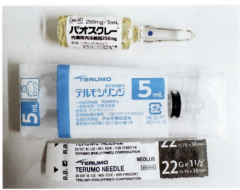

図21　5%PAO法で用いるもの
処置用の肛門鏡と，用いる5%フェノールアーモンドオイル・シリンジ・注射針．

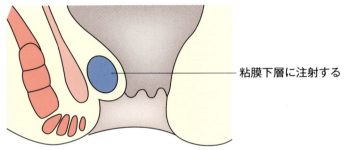

図22　痔核の粘膜下層に注射するイメージ（5%PAO法）

3）手　技

　右側臥位で，処置用の肛門鏡を挿入し，12時・3-4時・8-9時の3方向に注射する．5%フェノールアーモンドオイルは1アンプル5 mLであり，当院では5 mLのロック付きのシリンジに22Gの注射針を付けて，内痔核の粘膜下層に1〜2 mLずつ注射する（**図22**）．注射の前には必ず血液の逆流がないことを確認する．12時方向に深く注射しすぎると排尿障害，前立腺炎などのリスクがあるとされている[11]．また，浅く注射すると粘膜壊死をきたす可能性があるため粘膜下層に確実に注射する．

b. 硫酸アルミニウムカリウム水和物・タンニン酸（ALTA）療法

　ALTA（alminium potassium sulfate and tannic acid）は，硫酸アルミニウムカリウムによる強い炎症反応により痔核組織が線維化し，脱出や出血が改善する治療薬である（**図23**）．タンニン酸には血管収斂作用があり，硫酸アルミニウムカリウムによる過度の急性炎症を抑制し，二次的な組織障害を軽減するとされている．

　ALTAには組織障害性があり，良好な視野が確保できないと適切な層に注射することができず潰瘍などの合併症をきたす可能性があるため[12]，当院では十分な視野を確保し処置を行うことを目的とし，腰椎麻酔下に治療している．ALTA療法の施行に際しては「四段階注射法講習会」の受講が義務付けられている．

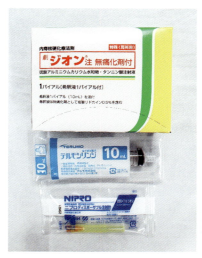

図23　ALTA療法で用いるもの
硫酸アルミニウムカリウム水和物・タンニン酸，シリンジ・注射針．

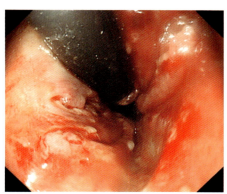 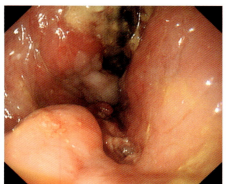

図24　ALTA療法後の直腸潰瘍

1) ALTA療法の適応

当院ではGrade Ⅲまでの痔核で，脱出や出血などの自覚症状があり，本人がALTA療法を希望する場合を適応としている．嵌頓痔核など肛門付近の急性炎症を伴う場合や，肛門ポリープや裂肛，痔瘻など他の肛門疾患を伴う場合には適応とならない．また，禁忌は妊婦，授乳婦，腎不全で透析療法を受けている患者，嵌頓痔核，前立腺癌や子宮頸癌に対する放射線治療中あるいは治療歴のある症例である．

2) 治療前の説明

通常，5%PAO法と同様，処置後の痛みや出血をきたすことは少ない．一方で5%PAO法よりも炎症反応は強く，注射部位の潰瘍（図24）をきたした場合にはその後の直腸狭窄，排便障害，前立腺炎や直腸腟瘻など重篤な合併症のリスクがある．ほかには，発熱，血圧低下・徐脈，下腹部痛や肛門痛，痔核の結紮切除術よりは再発率が高い点などを十分に説明し同意を得たうえで施行する．

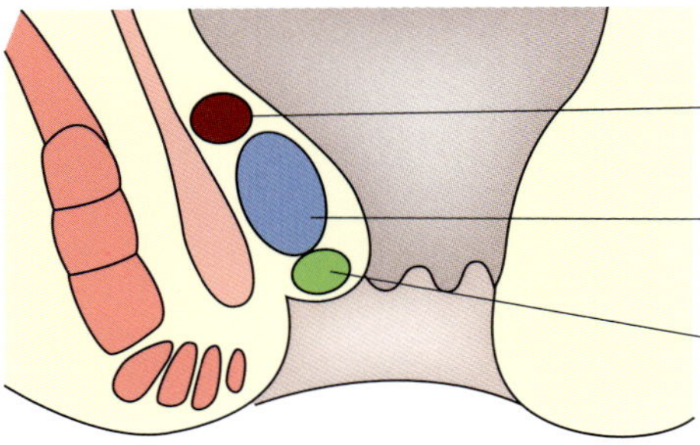

第1段階
痔核の上極

第2～3段階
粘膜下層～粘膜固有層

第4段階
歯状線の直上

図25　ALTA療法の注射部位のイメージ

3）手　技

腰椎麻酔下に，ジャックナイフ体位で行う．一般に筒形肛門鏡が推奨されるが，当院では肛門鏡　横浜 MODEL（シャトル型肛門鏡）を用いることが多い．当院では 10 mL のロック付きのシリンジに 25G の注射針を付けて注射している（**図25**）．

第1段階：痔核の上極に針を刺入する．痔核より口側の正常粘膜には注射しないこと，深く入りすぎて筋層に注射しないことがポイントである．筋層に針が到達していないかの確認方法は，刺した針を動かして痔核組織が容易に動けば筋層に到達していないものと判断できる．逆血がないことを確認し，粘膜下層から引きながら 2 mL を注射する．

第2-3段階：内痔核の最も膨隆している部位の粘膜下層～粘膜固有層にかけて引きながら total 4 mL 注射する．

第4段階：歯状線の直上に 2 mL 注射する．

注射の量は，あくまで目安であり，痔核の大きさに合わせて加減する．注射後は薬液を拡散させるように意識してよくマッサージする．

5　痔核結紮切除術中の pitfall と次の一手

a. 太い動脈の拍動を触れる場合

術前の指診の時点で明確に動脈の拍動を触れた場合，術中の出血を抑える目的で，あらかじめ動脈を結紮してから結紮切除術を開始することもある．この場合，切除デザインを考え，想定される切除部位の口側で，動脈を触診にて確認し単結紮する．

b. 術中出血量が多い場合

術中に動脈から大量に出血し始めると視野の確保が困難となることがある．盲目的に止血のために縫合しようとしても止血困難であることが多いため，まずは用指的に圧迫止血をする．2～3分ほど圧迫し，出血の勢いが収まったところで出血点の口側に単結節縫合をかけて止血する．

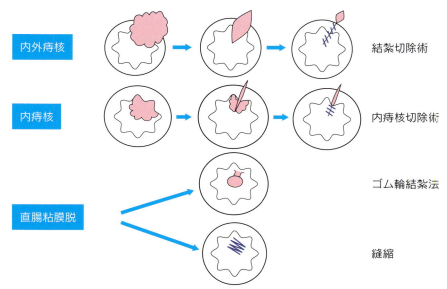

図 26 正常な肛門の形に形成する方法(結紮切除術以外に切除・結紮・縫縮などを併用)

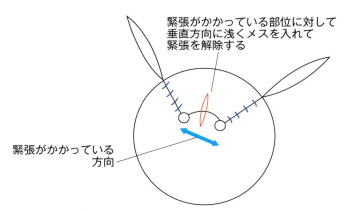

図 27 根部が近い,肛門が狭い場合の対処

c. 結紮切除術を行うほどではないが,内痔核や直腸粘膜脱が気になる

　内外痔核を合併している場合には結紮切除術を行うが,内痔核のみが目立ち結紮切除術をすると肛門管上皮を過剰に切除してしまうと判断した場合には,スリット状にドレナージ創を形成する内痔核切除術やゴム輪結紮法,直腸粘膜脱が目立つ場合には,ゴム輪結紮法や粘膜縫縮などを併用し,肛門を正常な形に近づける(図 26).

d. 根部が近い,肛門が狭い場合

　終刀前のチェックで,2ヵ所の結紮根部が近接していたり,肛門が狭いと判断されることもある.こうした場合は,まず愛護的に用指拡張する.それでも十分に拡張が得られなければ,緊張の強い直腸粘膜や肛門上皮に緊張がかかっている方向に対して垂直方向に浅くメスを入れて緊張を解除する(図 27).

6 術後合併症と対処方法

a. 出 血

　術後最も多い合併症が術後出血である．総論の項でも示したが（p15 参照），当院で結紮切除術後に腰椎麻酔下に止血術を行ったのは 3.1％ であり，術後 7 日目・8 日目が最も多く，術後 3 週間程度は注意を要する．

　術後止血術を行う創部は，創治癒の過程で炎症により浮腫を生じており非常に脆弱である．出血点を確認し，3-0 カプロシンを用いて Z 縫合や単結節縫合で止血するが，過度な緊張をかけないよう愛護的に結紮・止血する．

b. 感 染

　術後感染は，①創部感染と，②痔瘻の肛門周囲膿瘍が術後に合併した場合がある．①創部感染であれば，抗菌薬投与や切開排膿術のみで消炎し治癒が得られる可能性がある．②の痔瘻の肛門周囲膿瘍であればその後根治術が必要となる．

　超音波検査やベッドサイドでの診察のみでは①・②のいずれかを診断することは困難であり，腰椎麻酔下での診察・処置が望ましい（**図 28**）．

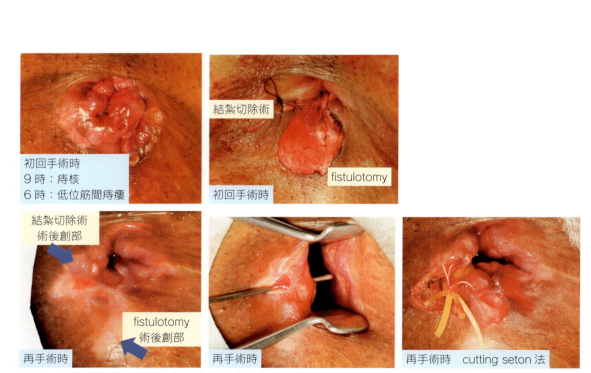

図 28　痔核根治術の術後に創部感染をきたした症例
再手術時には結紮切除術のドレナージ創から肛門管内創部に交通がみられたため cutting seton 法を行った．

c. 肛門狭窄

　肛門管上皮の過剰切除がなくても，術後の排便コントロールで軟便や下痢が続くと最終的に狭窄をきたす症例もある．術後は親指分以上の太さで便が出るよう軟便剤を調整するよう指導して肛門狭窄を予防する．外来での診察で狭窄傾向であれば，愛護的に用指拡張やブジーを行う．外来での処置でも狭窄が改善しなければ腰椎麻酔下に手術を行う．

d. 浮　腫

　術後，肛門縁より外側が浮腫をきたし，最終的に創治癒とともに浮腫が消退した後に，皮垂を形成することがある（**図29**）．浮腫をきたす原因は創部局所の炎症と，重力に伴う生理的浮腫があると考えられる．局所の炎症を抑えることを目的とし，ブロメライン・トコフェロール酢酸エステルの内服を処方したり，術後はできるだけ長時間の坐位を避けるように生活指導したりする．

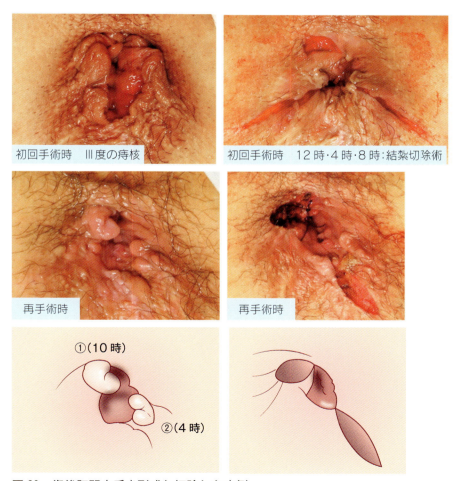

図29　術後肛門皮垂を形成し切除した症例
10時・4時方向の2ヵ所の肛門皮垂を結紮切除術のドレナージ創と同様に形成した．

表2 結紮切除術・ALTA療法・5%PAO法の比較

	結紮切除術	ALTA療法	5%PAO法
手術適応	Grade Ⅱ〜Ⅳ 嵌頓痔核	Grade Ⅱ／Ⅲ	Grade Ⅱ／Ⅲ
麻酔	腰椎麻酔	腰椎麻酔	不要
入院期間	8〜10日	日帰り	日帰り
再発率	0.25%	10〜35%	不明
痛み・出血	あり	基本なし	基本なし
利点	再発率が低い 他疾患も同時に治療可	基本痛み・出血なし 日帰り治療可能	安全
欠点	痛み・出血あり 入院期間が長い	薬の副作用の可能性 再発率が高い	作用が弱い

　それでも浮腫が生じた場合は治癒の過程で徐々に引くことを患者に説明し，経過を観察する．創治癒が完全に得られてから，患者の希望があれば外来にて局所麻酔下に皮垂切除を行うこともある．

7　各治療法の特徴と利点・欠点

　結紮切除術と硬化療法（ALTA療法・5%PAO法）の利点と欠点を**表2**に示す．

　結紮切除術は，痔瘻や裂肛など他の疾患が合併していても同時に治療可能であり，再発率が低いことが利点である．一方で術後の疼痛と出血はあること，完治まで1ヵ月半ほど要することを患者に十分説明する．

　ALTA療法は日帰り手術でできる根治的な治療であることが利点である．基本的に術後の疼痛や出血はないが，薬液の反応が強く出すぎてしまった場合，痔核組織が壊死して出血や疼痛などの合併症をきたしうることや再発率が結紮切除術に比較すると高いことが欠点である．

　5%PAO法は，根治的な治療ではないと考えられるが，合併症が少なく安全に外来で注射することができる点が利点である．

　以上の各治療法の利点・欠点を患者に十分説明し，同意を得たうえで治療法を選択することが重要である．

文献
1) 宮崎治男：日本人に於ける肛門部血管の形態学的研究（微細血管構築像を中心に）．日本大腸肛門病会誌 **29**:15-29, 1976
2) 丸山　亮ほか：痔核手術における半閉鎖術式と全閉鎖術式の臨床的検討．日本大腸肛門病会誌 **54**:105-108, 2001
3) 松田保秀ほか：結紮切除術（閉鎖術式）の工夫と術後成績．日本大腸肛門病会誌 **51**:1076-1082, 1998
4) Muro S, et al：Dynamic intersection of the longitudinal muscle and external anal sphincter in the layered structure of the anal canal posterior wall. Surg Radiol Anat **36**:551-559, 2014
5) 秋田恵一ほか：排便にかかわる筋と神経．外科 **79**：201-206, 2017

6）野垣正樹：結紮切除術（開放術式）の工夫と術後成績－粘膜・肛門上皮縫縮術式．日本大腸肛門病会誌 **51**:1061-1066, 1998

7）日本大腸肛門病学会：肛門疾患（痔核・痔瘻・裂肛）診療ガイドライン 2020 年版．南江堂．2020

8）田井　陽ほか：内痔核に対する 5% Phenol Almond Oil（Paoscle）による硬化療法の持続効果について．日本大腸肛門病会誌 **41**：287-294,1988

9）Rivadeneria DE, et al: Practice parameters for management of hemorrhoids（revised 2010）. Dis colon Rectum **54**：1059-1964, 2011

10）増田　勉ほか：Ⅰ．痔核の保存的治療法（手術的治療法以外）．日本大腸肛門病会誌 **74**: 521-530, 2021

11）Wright AD：Complications of rectal injection. Proc R Soc Med **43**：263-267, 1950

12）國本正雄ほか：硫酸アルミニウム カリウム・タンニン酸注射液（ALTA）による内痔核硬化療法後の副作用：直腸潰瘍について．日本大腸肛門病会誌 **60**：327-332, 2007

B 直腸粘膜脱の手術（MuRAL 法）

痔核の外科的治療法は結紮切除術が標準術式であるが[1]，近年，低侵襲で簡便な治療法として ALTA（alminium potassium sulfate and tannic acid）療法も施行されるようになっている[2-5]。

その他の痔核に対する低侵襲治療として，本邦では 1995 年に森永らによるモリコーンを用いた HAL（hemorrhoidal artery ligation）法が報告されており[6]，欧米では 2007 年に Dal Monte らによる THD（transanal hemorrhoidal dearterialization）法[7]や 2008 年に Scheyer らによる以下 DG-RAR（doppler-guided recto-anal repair）法[8]などドップラーガイド下に痔核動脈を結紮する手術方法が報告されている。しかし，ドップラーガイド下での手術は手技が煩雑であり，再発の問題も指摘されている[7-10]。また，痔核は肛門クッションや上皮の病的な肥厚，肥大による脱出が基本であるが，脱出を繰り返すことで直腸粘膜の弛緩が強く，直腸粘膜自体が脱出する直腸粘膜脱では切除範囲をより口側まで広げる粘膜脱形成術が必要となり，手術が困難な場合も多い。

当院では 2016 年 3 月から痔核，直腸粘膜脱に対する新術式として HPS（HemorPex System®）を用いた，直腸粘膜の吊り上げを行う MuRAL（mucopexy-recto anal lifting）法を導入している。以下，本項では MuRAL 法を解説する。

1 MuRAL 法の概要

MuRAL 法は 2009 年にイタリアの Iachino らにより報告された HemorPex System®（Angiologica B.M. 社製）を用いて痔核動脈を含む内痔核組織を連続的に縫縮し吊り上げる HPS 法から始まり[11]，その後 Pagano らにより術式の改良が加えられ，2018 年に MuRAL 法として報告された[12]新術式である。現在は改良型の HemorPex System® Plus（Angiologica B.M. 社製）を用いて行われている。

HemorPex System® Plus は内筒が正確に挿入された状態でのみローターの回転が可能となり，従来の HemorPex System® にあった内筒が挿入されていない状態でローターを回転させてしまうことにより直腸粘膜をウインドウ内に巻き込んでしまうことで起こる直腸粘膜損傷の危険性を回避し，さらに本体を白色化したことで，縫合部位の光度を上げ明瞭に肉眼視できるなど，従来の HemorPex System® から大きく改良された（図1）。

当院では 2016 年 3 月に本法の考案者である Dr. Claudio Pagano の指導の下，本邦で第 1 例目となる MuRAL 法による内痔核治療を行った。

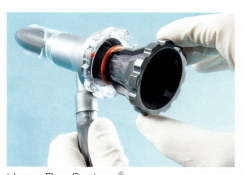 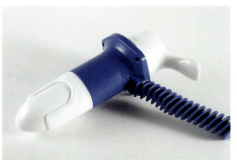

HemorPex System ®   HemorPex System Plus ®
図1　HemorPex System ®（HPS）
（Angiologica B.M. 社資料）

2　手技の解説

以下では MuRAL 法の原法を記す[12].

a. 術前処置

　術前2〜3週間はステロイド含有の坐剤，軟膏の使用を中止することが重要である．これらの薬剤を長期間使用することで直腸粘膜が脆弱化する場合があり，この状態で縫合を行うと縫合部が容易に裂けてしまい，出血を起こしたり期待される縫縮効果が十分得られないからである．
　術前処置はグリセリン浣腸などで行うが，術中に術野が便で汚染される場合があるため，ラキソベロンなどの刺激性下剤は使用しない．

b. 麻酔法

　麻酔法は局所麻酔に鎮静薬の併用が推奨されている．当院では，通常の痔核手術とは異なり手術時間を要するため，腰椎麻酔と鎮静薬の併用で手術を行っている．

c. 手術体位

　手術体位は HPS 法の報告ではジャックナイフ体位で行うと報告されているが[11]，ジャックナイフ体位では弛緩した直腸粘膜が肛門側に下垂しやすく，術中に十分な直腸粘膜の replacement が得られない可能性があり，再発のリスクなどを考慮し砕石位で行う．

d. 手術術式

1)デバイスの挿入から吊り上げまで

　HPS Plusを愛護的に肛門管内に挿入する．この操作で脱出する痔核，直腸粘膜を口側に挙上し，腸管長軸方向での生理的な粘膜のreplacementが行われる（図2）．3ヵ所ある固定孔と皮膚を絹糸で固定する（図3）．この操作でスリット式の肛門鏡使用では困難な，その後の縫縮部位の固定と間隔の均一化が得られる．基本的術式では，多くの症例で肛門腹側の粘膜の弛緩が多いため，吊り上げ部位は11時→1時→9時→3時→7時→5時の順に6ヵ所で行う（図4）．痔核，直腸粘膜脱など直腸粘膜の弛緩が著明な症例や，女性で直腸瘤（rectocele）を合併している症例では12時方向を始めとし，7ヵ所で吊り上げを行う．

　各方向の吊り上げを行う場合，たとえば11時方向であればローターを一旦1時あるいは9時方向まで回転させ，その後11時方向に戻す．この動作でローターを一方向に回転することで起こる粘膜の「横方向のズレ」を正常位置に戻すことができる．

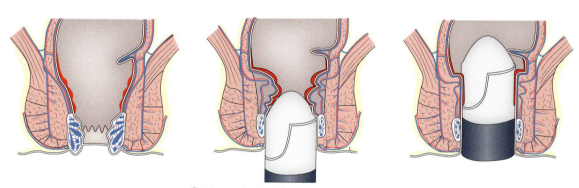

図2　HemorPex System Plus® 挿入と直腸粘膜の replacement

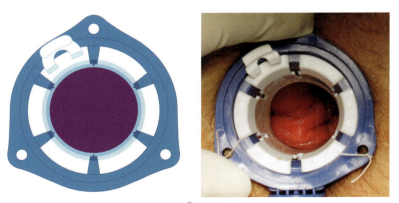

図3　HemorPex System Plus® の皮膚固定

B. 直腸粘膜脱の手術（MuRAL 法） **89**

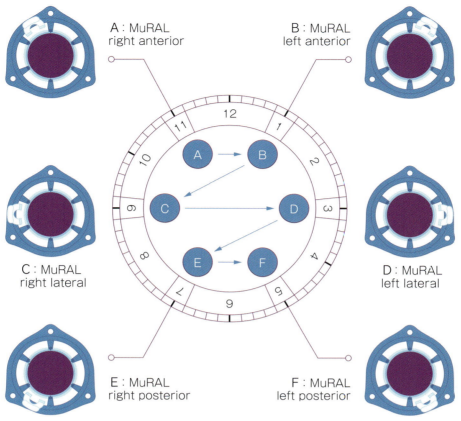

図4　MuRAL 法の縫縮部位順

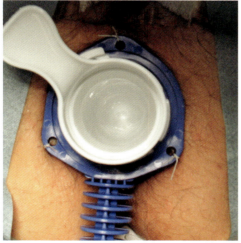

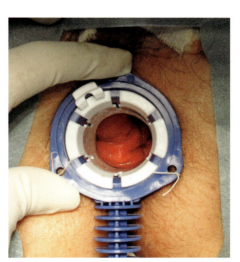

図5　直腸粘膜の生理的 replacement

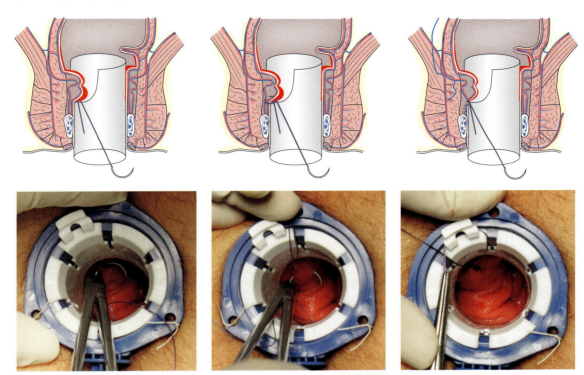

図6　上直腸動脈遠位枝の結紮

2）縫縮・縫合のポイント

　施行部位にローターを回転させ，内筒を抜去する．ウィンドウ内に直腸粘膜を確認し，さらに鑷子などで直腸粘膜を口側に牽引して粘膜の replacement を確実にする（**図5**）．ウィンドウの下端が歯状線から約2cmほど口側になり，この部位で0-VICRYL®を用いて粘膜下に刺入し，その口側で上直腸動脈の遠位枝を結紮するよう刺入しZ縫合を行う（**図6**）．

　次いで口側直腸粘膜の粘膜下で連続縫合を行う．縫合幅は2〜4mmとし，歩みは1cm以内とする．痔核が大きい場合や粘膜の弛緩が強度の場合は，どうしても大きく縫合して縫合幅や歩みが幅広くなったり，筋層に針がかかると，たたみ込む組織が厚くなり，その結果，十分な縫縮効果が得られなくなってしまう．創治癒後に粘膜不整を引き起こすため，適切に縫合することが術中最も注意が必要なポイントであると考える．

　脱出を繰り返した粘膜は，発赤調で表面が粗造であり，正常直腸粘膜は白色調のため境界が明瞭な場合が多い．運針は正常直腸粘膜に縫合がかからない部位までとする（**図7**）．境界域が不明な場合は恥骨直腸筋付着部を目安にそれより肛門側で結紮する．このことで，術後に問題となる腹膜牽引によると考えられる下腹部痛の発現を減少させることが可能であるとされている．

　この時点で直腸粘膜は口側方向に吊り上げられているため最後に最初のZ縫合部よりさらに肛門側に刺入を追加し結紮を行い，最終の縫縮とする（**図8**）．

B. 直腸粘膜脱の手術（MuRAL法）

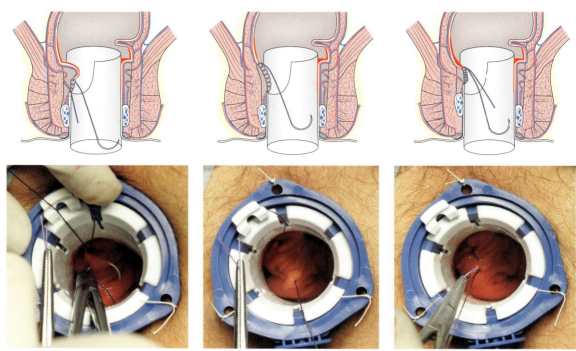

図7　直腸粘膜の lifting

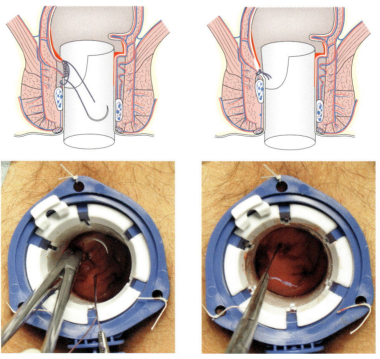

図8　直腸粘膜の最終縫縮

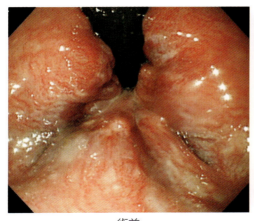 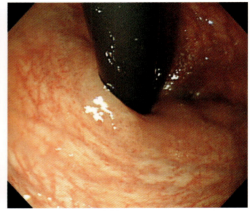

　　　　　　　　　術前　　　　　　　　　　　　　　　術後3ヵ月

図9　MuRAL法の術前・術後の比較

3）最終確認

　6ヵ所あるいは7ヵ所の吊り上げが終了した後，再度各部位で出血がないことを確認する．出血がある場合は，出血点をZ縫合で止血するが，多くの場合止血を必要とすることはない．

　術後は数時間の安静で経過観察を行い，帰宅する．高齢者や全身状態によっては1泊入院で経過観察する．術前と術後3ヵ月の比較を図9に示す．

3　MuRAL法と他の治療法との比較

　痔核手術のGold Standardは結紮切除術であり[1]，どのような痔核に対しても行うことが可能な術式であり，最も根治性が高い術式である．しかし，術後疼痛，術後出血の問題は他術式と比較しても高く，また，高齢者や知的障害者など術後管理が困難と思われる症例や，社会的要因で入院加療が困難な症例も少なくない．現在，本邦においてはALTA療法が多数施行されているが，ALTA療法は薬剤を注入する方法であり，患者固有での反応性の違いや，根治性が劣る問題，重篤な合併症の報告もある[2-5]．

　MuRAL法は術後疼痛，術後出血などの問題を軽減でき，入院期間などの社会的負担も軽減できる方法で，薬剤注入などの危険性がなく，より安全な手術法と考える．しかし，再発率は結紮切除術には劣り[1]，手術適応を確立することが重要と考える．また，HemorPex System® Plus本体が高価な機材で，現状の診療報酬では一般的に広く導入することは困難な状態なため，今後の保険収載が強く望まれる．

　本項の図2，図4および図6-8上段のイラストは下記文献から利用の許可を得た．Carmen Serfezi氏のご厚意に深く感謝申し上げる．
（Mucopexy – Recto Anal Lifting Clinical Applications Handbook Digital Edition, Pagano C and Serfezi C（© 2018）https://www.mural-procedure.org）

文献

1）松島　誠ほか：痔核結紮切除術は GOLD STANDARD か？- 結紮切除術の基本手技とそのエビデンス．日本大腸肛門病会誌 **63**: 831-837, 2010

2）斎藤　徹ほか：内痔核の硬化療法．臨床外科 **63**: 111-117, 2008

3）辻　順行：痔核に対する結紮切除術と ALTA 法の有効性．外科治療 **99**: 301-304, 2008

4）鉢呂芳一ほか：肛門疾患に対する硫酸アルミニウムカリウム・タンニン酸（ALTA）硬化療法 -1000 症例を経験して．日本大腸肛門病会誌 **61**: 216-220, 2008

5）安倍達也ほか：内痔核に対する ALTA 療法と結紮切除術の比較検討．日本大腸肛門病会誌 **60**: 213-217, 2007

6）Morinaga K, et al : A novel therapy for internal hemorrhoids: ligation of the hemorrhoidal artery with a newly devised. Am J Gastroenterol **90**: 610-613, 1995

7）Dal Monte PP, et al : Transanal haemorrhoidal dearterialization: nonexcisional surgery for the treatment of haemorrhoidal disease. Tech Coloproctol **11**: 333-338, 2007

8）Scheyer M : Doppler-guided recto-anal repair: a new minimally invasive treatment of hemorrhoidal disease of all grades according to Scheyer and Arnold.Gastroenterol Clin Biol **32**: 664, 2008

9）Ratto C, et al : Doppler-guided transanal haemorrhoidal dearterialization for haemorrhoids: results from a multicenter trial. Colorectal Dis **17**: 10-19, 2015

10）Theodoropoulos GE, et al : Doppler-guided haemorrhoidal artery ligation, rectoanal repair, sutured Haemorrhoidopexy and minimal mucocutaneous excision for grades Ⅲ - Ⅳ Haemorrhoids: a multicenter prospective study of safety and efficacy. Colorectal Dis **12**: 125-134, 2010

11）Iachino C, et al : Hemorpex system: a new procedure for the treatment of haemorrhoids. Cir Esp **86**: 105-109, 2009

12）Pagano C, et al : Mucopexy-recto anal lifting: a standardized minimally invasive method of managing symptomatic hemorrhoids, with an innovative suturing technique and the HemorPex System®. Minerva Chirurgica **73**: 469-474, 2018

C 裂肛の手術

1 肛門狭窄がある場合

a. 肛門拡張術

a）適応

肛門の伸展性が不良な場合，わずかに硬めの便やわずかに太めの便を排泄するだけで裂肛を発症してしまう，示指は挿入可能でも開大しにくい例，保存的治療を行っても裂肛が治癒しない例や再発を繰り返す例が対象である．具体的には深い潰瘍性の裂肛ではなく長年浅い裂肛を反復したもの，大きく硬い肛門皮垂や肛門ポリープを伴わないものが適応である．瘢痕化して肛門管上皮の伸展性が失われた症例は適応にならない（**図1**）．

b）手術の実際

腰椎麻酔下で，肛門にゼリーを十分に塗布し，示指をゆっくりと挿入する．肛門狭窄の程度を調べるとともに，口側に他の病変がないかどうかなど確認し，単純な慢性裂肛であることを確認する．

次に左右の示指を挿入し，全方向にゆっくりと肛門を拡張する（**図2**）．用指的拡張による術後括約筋不全の報告もあるので，力まかせに行わず，愛護的にストレッチしながら拡張する．肛門ブジーの10号（直径23 mm，2横指以上の太さ）が挿入できる程度が目安である．

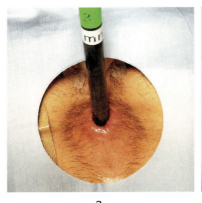
a.

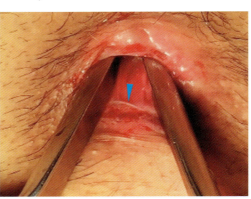
b.

図1 肛門狭窄の症例
a：示指程度のブジーしか挿入できない．
b：肛門管内には浅い裂肛を伴う（矢頭）．肛門ポリープや大きな皮垂は伴わない．

C. 裂肛の手術

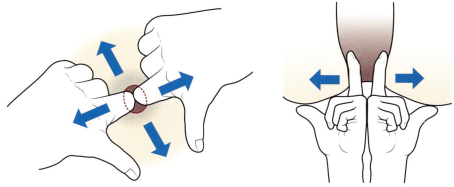

図2　左右の示指を挿入し全方向にゆっくりと肛門を拡張する

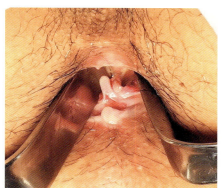
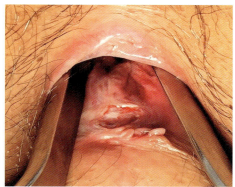

図3　硬い肛門皮垂を伴う裂肛

b. 肛門拡張術のみでは裂肛が改善しない場合

1)裂創のドレナージが不十分である場合

a)適応

深い潰瘍を形成した裂肛で，硬い肛門皮垂を有し裂創のドレナージが不十分であるものが対象になる(図3)．選択する術式は肛門拡張術に加えて，ドレナージ創形成を行う．

b)手術の実際

腰椎麻酔下で，まず用手拡張術を行い手術可能な視野を確保する(およそ1横指，2 cm程度)．開肛器を挿入後，難治の原因となっている裂肛(深掘れの潰瘍状)外側端の硬い周堤と皮垂を含めてドレナージ創の皮切を作製し(図4a)，皮弁をコッヘル鉗子で把持しメスや剪刀を用いて切除し，段差のない，なだらかな創を作製する．

治癒遷延を防止するために，必要以上に深く切り込まないこと，皮垂よりもさらに外側の皮膚も適宜切除しドレナージ創を大きめに作製すること(図4b)，後方・前方正中の病変の場合，正中を避けて左右どちらかに偏ったドレナージ創を作製することが重要である．

裂肛の口側まで十分に剥離しドレナージ創皮膚を含めて裂肛を切除し(図4c)，創縁は肛門管上皮で創部を被覆するように吸収糸で縫合する(図4d)．

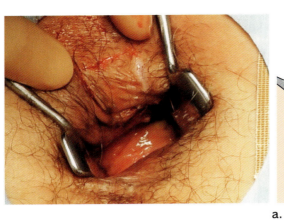
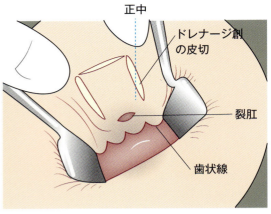
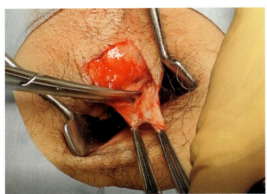
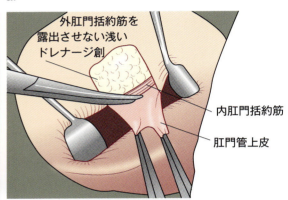

a.

b.

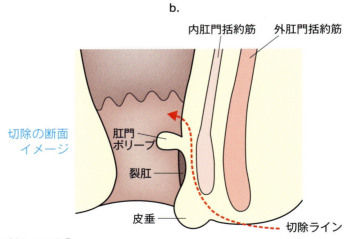

図4①　ドレナージ創の形成①
a：ドレナージ創の皮切を作製．正中を避けてドレナージ創を作製する
b：深いドレナージ創は避ける．

C. 裂肛の手術　97

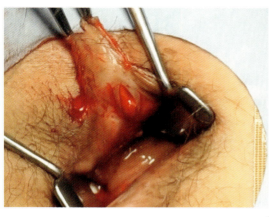
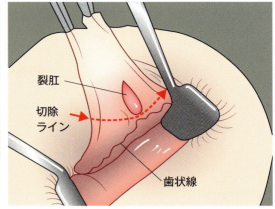

c.

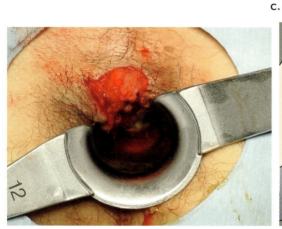
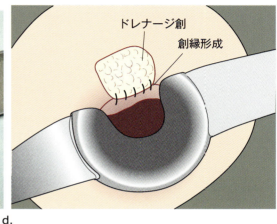

d.

図4②　ドレナージ創の形成②
c：裂肛の口側まで十分に肛門管上皮を内肛門括約筋から剝離し，切除する．
d：肛門管上皮を吸収糸で縫合しドレナージ創の辺縁を形成．

2）肛門管上皮が足りない場合（慢性裂肛周囲まで線維化が波及して瘢痕収縮をきたしている場合）

a）SSG法の選択

　前述の術式が困難な症例においては，SSG（sliding skin graft）法を選択する．SSG法はCarmelが肛門形成術のひとつとして発表し[1]，本邦では1967年に坂部孝らが外科治療誌に「肛門疾患に対するSSG」を発表した[2]．合併症・後遺症として，**表1**に示すものがある．SSG法を改良したものとして，1989年に高野正博が日本大腸肛門病会誌に「歯状線形成SSG」を発表した[3]．

　SSG法は部分的に肛門上皮がなくなりWhitehead手術のような肛門の円周方向に瘢痕ができる術式（**図5**）で侵襲の大きな手術のため，裂肛手術の第一選択としないことが当院の方針である．

b）手術の実際

　腰椎麻酔下で，まず用指拡張術を行い可及的に狭窄を解除する．開肛器を挿入し，さらに肛門の拡張を図るため瘢痕や潰瘍などの狭窄の原因となっている病変部の切開や一部を

表1 SSG法の合併症，後遺症

【合併症】
1. 創感染
2. 縫合不全
3. 創治癒遷延
4. 再狭窄

【後遺症】
・皮膚弁と縫合した直腸粘膜との間に横に走る瘢痕が生じ，縫合線口側の血管拡張，充血を起こし，出血の原因となる．
・同時に不快感，疼痛，牽引感，伸展不良などの原因となる．

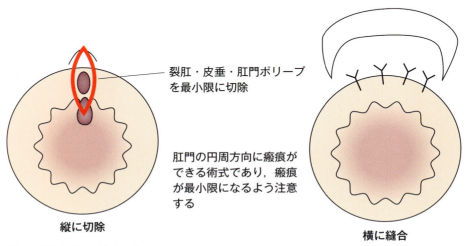

図5 SSG法のポイント

最小限に切除する．創が大きくなりすぎないように，病変を全切除せず，可能な限り上皮を残す．さらに硬化した内肛門括約筋はメスで浅く乱切する．切開・切除のみではなく，用指拡張術も併用するのがポイントである．

粘膜皮膚縫合時，粘膜は弱く裂けやすいため6mm以上の縫い代を取り，創底部の筋層まで針をかけ，皮膚は丈夫なため3mmの縫い代で合成吸収糸を用いて結節縫合する（図6a）．円周方向の縫合部が長くならないように気をつける必要があり，3針縫合程度で閉鎖できる切開創が目安である．

切開創を閉鎖する際に粘膜皮膚縫合部に緊張が加わらないように皮弁を作製する必要がある．皮弁作製時，切開創の外側1～2cmの皮膚をエピネフリン加キシロカインを皮下注射後に同心円状に弧状にメスで切開して減張切開を作製する（図6b）．術後瘢痕形成予防のため減張切開は浅く行う．外肛門括約筋が露出するような切開は厳に慎しむべきである．また用指的に鈍的に肛門管内方向に皮弁を押し込んで移動させる（図6c）．これより肛門に近い切開だと皮弁の幅が狭く効果が得られにくくなり，また遠い切開だと皮弁がスライドしにくくなる．

C. 裂肛の手術　99

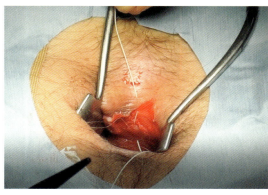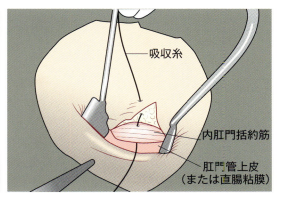

a.

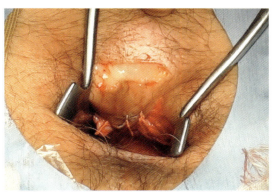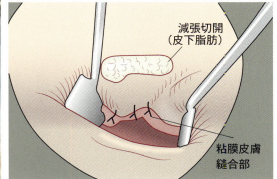

b.

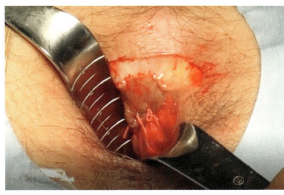

c.

図6　SSG法における手技
a：肛門管上皮（または直腸粘膜）は幅をとって内肛門括約筋まで糸をかけ，皮膚も取って粘膜皮膚を結紮縫合する．
b：浅い皮切を置いて減張切開とする．
c：用指的に肛門管内に皮弁を押し込んで移動させる．

2 肛門狭窄が軽度の場合

　肛門疾患に対する手術は，Whitehead手術のような肛門の円周方向に瘢痕ができる術式は望ましくないため，縦軸方向または斜め方向の縫合線とする痔核結紮切除術に準じた手術創が望ましい．

　狭窄が軽度な症例は，手術時に，まず結紮切除術に準じた手術ができるかを判断して，可能ならこれを選択する．手術の実際は，必要な視野と操作野のために軽く用指拡張術を行ってから，開肛器を挿入し，裂肛・肛門ポリープ・皮垂等を最小限の創で切除し，ときに隣接する痔核の上皮のたるみを利用して，創を縫合半閉鎖する(**図7**).

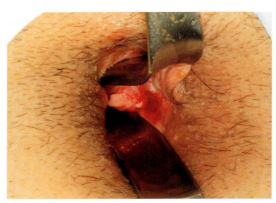 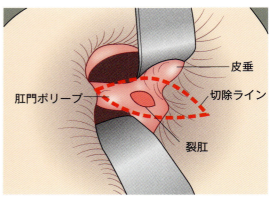
a.

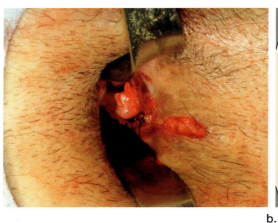 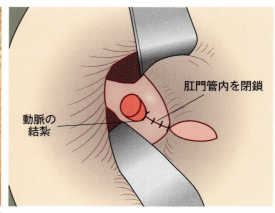
b.

図7　肛門狭窄が軽度の場合の手術
a：裂肛や肛門ポリープなどの病変を最小限に切除．
b：結紮切除術に準じて創部を肛門管内を閉鎖，肛門管外は開放しドレナージ創とする．

3 術後合併症と対処方法

a. 疼　痛

　腰椎麻酔と同時に，手術切開を行う部位にも局所麻酔を併用して，先制鎮痛を行う．これは，侵害受容体の状態変化を感知しないように痛みが加わる前に麻酔を行うものである．術後は，適宜鎮痛薬を投与する．

b. 出　血

　活動性の出血は，バイポーラ電気メス等で凝固止血または，縫合止血する．

c. 感　染

　膿瘍形成時には速やかに切開排膿術を行う．

d. 排便困難

　軟便剤等を投与してスムーズな排便になるようにコントロールする．術前からの排便障害や術後の痛みの影響で十分に排便できず，直腸に便がつまって自力排泄不能の際は，適時浣腸を行う．

e. 再狭窄防止

　術後に下痢便が続くと再狭窄をきたす恐れがあり，適切な排便調整は必須である．軟便剤の量を調節し，有形軟便を維持する．

文献
1) Carmel AG: Modern Surgical Treatment of Hemorrhoids and a New Rectoplasty. Am J Surg **75**：320-324, 1948
2) 坂部　孝ほか：肛門疾患に対する sliding skin graft. 外科治療 **16**：630-634, 1967
3) 高野正博：裂肛の手術―歯状線形成 SSG 法―．日本大腸肛門病会誌 **42**：492-497, 1989

D 痔瘻の手術

1 低位・高位筋間痔瘻（ⅡL型・ⅡH型）

a. 痔瘻の分類と術式選択

　痔瘻の手術方法は数多く報告されているが，痔瘻の形態での術式選択は明文化されていない．特に隅越分類での低位筋間痔瘻（ⅡL型）はさまざまな進展形態を取ることがあり，坐骨直腸窩痔瘻（Ⅲ型）ともⅡL型痔瘻ともいえない Parks 分類の transsphincteric 型の痔瘻症例も含まれる．transsphincteric 型の痔瘻症例において開放術式を選択した場合やⅡH型痔瘻症例で全瘻管を開放した場合，瘻管の進展形式によっては内肛門括約筋の深部や外肛門括約筋浅部，ときには外肛門括約筋深部も切開することになり，術後の著しい括約筋機能障害を惹起する可能性がある．

　そのため，瘻管の進展形態に基づいて術式を選択する必要がある．そこで，裂肛性の痔瘻を含む皮下痔瘻（隅越分類でのⅠ型）と外肛門括約筋皮下部までの低位筋間痔瘻をⅡLL（低位）（図1）とし，transsphincteric 型で外肛門括約筋深部より肛門側の痔瘻をⅡLM（中位）（図2），transsphincteric 型で外肛門括約筋深部を貫き，さらに口側に進展する症例をⅡLH（高位）（図3）と細分類して各々で術式を選択することが妥当である．

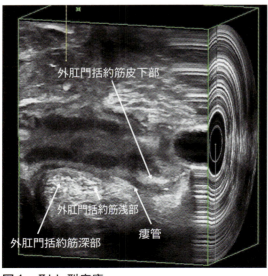

図1　ⅡLL型痔瘻

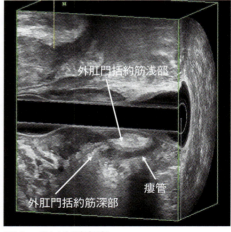

図2　ⅡLM型痔瘻

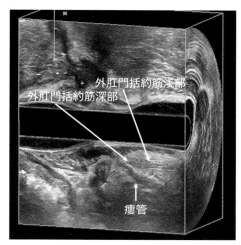
図3　ⅡLH 型痔瘻

1) Ⅰ・ⅡLL 型痔瘻

このタイプの痔瘻では肛門括約筋機能に影響が大きい外肛門括約筋への侵襲はわずかとなるため，瘻管開放術式（lay open 法，fistulotomy 法）を選択する[1]．通常，括約筋への影響の少ない肛門後方（5〜7時方向）の痔瘻が適応となる．この手技は全瘻管を開放するため，根治性の高い術式ではあるが，開放時に肛門管上皮，内肛門括約筋および外肛門括約筋の一部を切開することになる．そこで手術時に外肛門括約筋の切開が大きくなる可能性が考えられた場合は，seton 法などを選択する．

2) ⅡLM 型痔瘻の手術

このタイプの痔瘻に開放術式を選択すると外肛門括約筋浅部の切開による術後肛門機能障害が危惧される．そのため，肛門機能温存術式が選択される．

この術式には coring out 法が知られているが，再発頻度が10〜20%と高いため，瘻管開放術式と同等の根治性が得られ，肛門機能への影響が少ない seton 法や，当院で行っている ligation of intersphincteric fistula tract（LIFT）法に一次口，原発巣，二次口，の処置を加えた functional preservative operative technique for anal fistula（FPOT）が適応となる．

3) ⅡLH 型痔瘻の手術

外肛門括約筋深部レベルでの transsphincteric 型痔瘻でも FPOT で治療が可能である．またⅡLL 型痔瘻においても瘻管が太い症例では LIFT 部での瘻管処理が不十分となるため，内外肛門括約筋間の瘻管を切断したのち，二次口側から外肛門括約筋内縁までの瘻管をくり抜き切除する．その後，外肛門括約筋欠損部を縫合して閉鎖する変法（FPOT2，図6d 参照），さらに一次口が大きく一次瘻管が太い症例では FPOT2 に加えて，肛門管上皮下を剥離後，一次瘻管をくり抜き切除し，内肛門括約筋の欠損部を縫合して閉鎖する変法（FPOT3）を行い痔瘻の形態に即した術式を選択する．

4) 高位筋間痔瘻（ⅡH 型）の手術

高位筋間痔瘻（ⅡH 型）の手術は原発口から一次口までの処置は前述の低位筋間痔瘻の手術に準じて行う．口側に進展する瘻管は内部の不良肉芽を鋭匙などで搔爬し，ドレナージが十分取れるようにするだけで瘻管の開放は行わない．

b. 術前診断

　痔瘻の二次口の確認は視診でおおよそ可能である．指診・双指診を行い肛門周囲，直腸下部の皮下，粘膜下および筋層，脂肪組織内の病変の深さ，進展形式などを確認する．さらに経肛門的超音波検査，深部痔瘻では CT 検査，MRI 検査などを施行して総合的に痔瘻の形態を診断，把握する．

　痔瘻の根治と同時に術後の肛門機能温存が痔瘻手術の要点でもあり，術前後の肛門内圧検査は手術術式の選択やその妥当性を客観的に評価するためにも必要である．

c. 術前処置

　手術前処置は，前日の下剤服用と手術前に炭酸水素ナトリウム・無水リン酸二水素ナトリウム坐剤を使用し，必要に応じて浣腸を追加する．

d. 麻酔法

　手術では通常腰椎麻酔を用いる．抗血栓薬の服用や腰椎疾患のため腰椎麻酔が困難な場合には静脈麻酔と局所麻酔を併用する．浅い痔瘻で瘻管開放術（lay open 法，fistulotomy 法）や瘻管結紮術（seton 法）では局所麻酔でも手術可能ではあるが，十分な筋弛緩や視野の確保などが困難な場合もあり，基本的には腰椎麻酔を推奨する．

e. 手術体位

　手術体位はジャックナイフ体位とし，テープで臀部を両側に牽引し，良好な視野を得るようにする．

f. 手術方法

　坐骨直腸窩痔瘻，骨盤直腸窩痔瘻など深部痔瘻では肛門の正確な解剖学的知識や熟達した手術手技が求められるため，これらの治療は肛門科を専門とする医師でも難渋する場合が多い．このようなタイプの症例の手術の解説は別項にゆずり，本項では痔瘻症例のおよそ 60% を占める低位筋間痔瘻に対する手術方法について解説する．

1）fistulotomy 法（図 4）

a）一次口の確認と瘻管開放

　視診，指診・双指診，肛門鏡診および二次口から外科ゾンデなどを挿入し，瘻管の走行を確認する．Ⅰ型・ⅡLL 型痔瘻の多くの症例で一次口の確認は容易であるが，より正確に一次口の診断をするため，二次口から色素や過酸化水素水など注入して確認ができる場合もある．また，二次口側から外肛門括約筋外側まで瘻管をくり抜いた後に瘻管を外方へ牽引すると一次口が陥凹することでも確認できる（図 4a・b）．痔瘻病変に対し瘻管と一次

口は1対1ではない症例があることも念頭において手術を進める.

次に,一次口確認後一次口からクリプトフックを瘻管内に挿入し(**図4c**),二次口方向に牽引しながらクリプトフックに沿ってメスで瘻管を全開放する(**図4d**).あるいは,二次口から瘻管に有溝ゾンデを挿入し,ゾンデの溝に沿ってメスで瘻管を切開して全開放する.

b)瘻管・原発巣処置

開放した瘻管内の不良肉芽は鋭匙で掻爬する.一次口から原発巣までの硬化した痔瘻組織をすべて切除する必要はなく,適宜切除すればよい(**図4e**).通常fistulotomy法では瘻管壁はすべてあるいは一部残存することになる.瘻管壁を切除すると瘻管切除術(fistulectomy法)となる.

再発リスクなどを危惧し,硬化した組織を全切除することは不要な肛門括約筋の損傷を伴うため,必ずしも瘻管の完全切除を行うものではない.

c)ドレナージ創作製,肛門管上皮・粘膜断端処置

瘻管の開放だけでは狭く,急峻な創となり,十分なドレナージが得られない場合がある.そのため,開放創の外側皮膚を切除しドレナージ創を作製する.このとき,肛門6時の正中にドレナージ創を作製すると坐位で創が同時に左右に牽引されたり,臀裂内に創部が入り込むなど,上皮化が阻害されて創癒合遷延となることが多く,ドレナージ創を左右にずらす工夫をする.

開放後の直腸粘膜と肛門管上皮は肛門縁までを吸収糸を用いて内肛門括約筋に縫合固定する(**図4f**).

2)tight seton法[2](図5)

a)一次口の確認

開放術と同様に一次口の確認を行う.二次口から外肛門括約筋外側までの瘻管をくり抜き,切除する.次に瘻管断端から一次口までの瘻管内を可及的に鋭匙などで掻爬する(**図5a**).

b)seton留置

瘻管内に通した絹糸またはケリー鉗子などを用いて紐ゴムを瘻管内に通す(**図5b**).この紐ゴムを結紮し瘻管,肛門括約筋,肛門管上皮を緊縛しtight seton法とする(**図5c**).このとき,術直後は創部痛もあるため,きつく締める必要はなく緩めにしておき,外来で患者の疼痛状況と創の癒合状態をみながら日常生活に支障のない程度に締めていく.締め直しは外来で麻酔せずに可能である.tight seton法では時間をかけて括約筋を切開するため,一気に切開する開放術式に比べて,術後の肛門機能低下は少ない.

tight seton法は2～6ヵ月ほどの時間をかけてゆっくり開放していくことが肝要で,治療期間が長くなり,その間に締め直しが必要であることなどを十分に患者さんに説明し,理解を得ておくことが必要である.

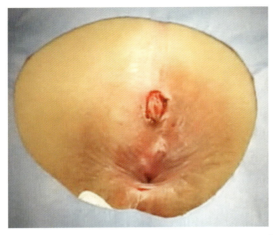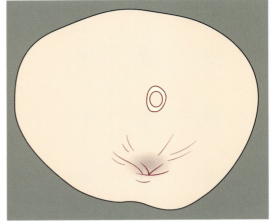

a.

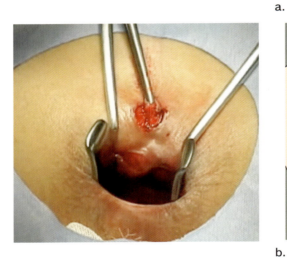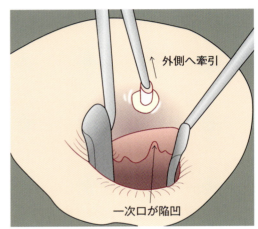

b.

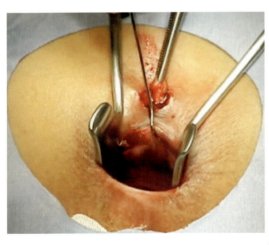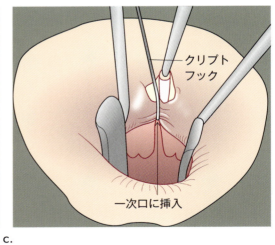

c.

図4①　fistulotomy 法①
a：二次口からのくり抜き，b：一次口の確認，c：クリプトフックの挿入

D. 痔瘻の手術　107

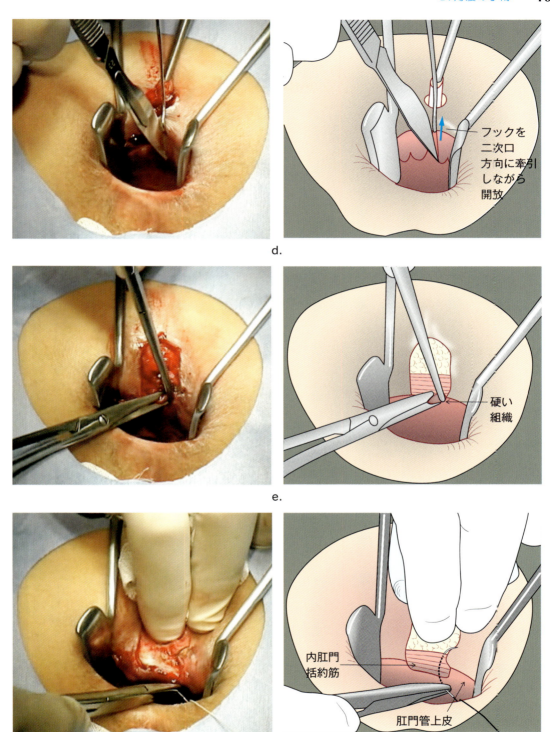

図4② fistulotomy 法②
d：瘻管開放，e：硬化した組織を適宜切除，f：肛門管上皮を内肛門括約筋に固定

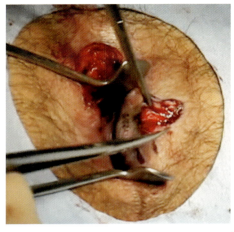 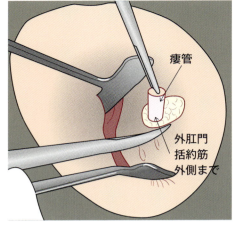

a.

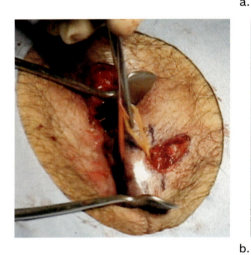 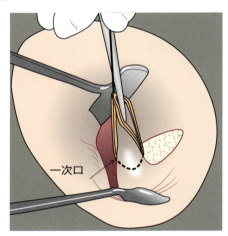

b.

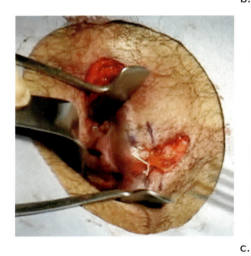 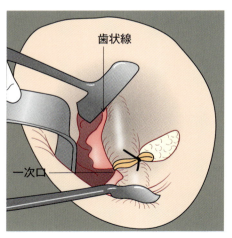

c.

図5　tight seton法
a：二次口からのくり抜き，b：紐ゴムの挿入，c：紐ゴムの緊縛

3）FPOT[3]（図 6）

　ligation of intersphincteric fistula tract（LIFT）法[4]は内外肛門括約筋間で瘻管を結紮閉鎖する手術方法で，肛門括約筋の侵襲はなく機能温存の点では優れているが，一次口，原発巣の処置は行われておらず再発の危険性が危惧される．そこで当院では，瘻管を肛門括約筋損傷のない範囲で切除を行うとともに，再発率の低下を目指すため，LIFT 法に一次口，二次口，瘻管の処置を加えた functional preservative operative technique for anal fistula（FPOT）を考案して施行している．

a）一次口の確認

　開放術と同様に一次口の確認を行う．

b）二次口からの処置

　0.5％ エピネフリン加キシロカインを二次口周囲，瘻管走行部の内外肛門括約筋間溝部皮下に局注する．

　二次口周囲皮膚を円型に切開し二次口から外肛門括約筋外縁までの二次瘻管を鋭的に剥離する（図 6a）．

c）内外肛門括約筋間内での処置（LIFT 法）

　瘻管走行部の内外肛門括約筋間溝部の皮膚を弧状に 2 ～ 3 cm 切開する．

　皮下を鈍的，鋭的に剥離し内外肛門括約筋間を剥離する．このとき，電気メスを使用する場合には出力は低く設定する．連合縦走筋はスプレーで切離し，筋間を縦走する血管は凝固で止血をしつつ切離する．内外肛門括約筋間内の瘻管部は炎症性に硬化しているが，丁寧に剥離し内外肛門括約筋の損傷を防ぐように行う．

　瘻管周囲を剥離したところで瘻管を外方に牽引し，歯状線部で陥凹する一次口を確認する．剥離した内外肛門括約筋間内の瘻管を外肛門括約筋内縁，内肛門括約筋外縁でモスキート鉗子にて把持し，括約筋間内の瘻管を部分切除したのち各断端を吸収糸にて刺入結紮する（図 6b）．瘻管内に不良肉芽があるときは鋭匙などで搔爬しておく．

　括約筋間の瘻管処理後，さらに内外肛門括約筋間を口側 2 cm ほどまで剥離をする．こうすることで，ときに遭遇する複数の瘻管や隣接した多発痔瘻に対しても対応が可能となる．内外肛門括約筋間を十分に剥離したのち触診にて遺残瘻管がないことを確認し，二次口側から剥離した瘻管を外肛門括約筋外縁で切断する（図 6c）．二次瘻管が太い場合は刺入結紮だけでは瘻管の閉鎖が不十分となるおそれがあり，適宜必要最小限で括約筋の縫合を追加することもある（図 6d）．

d）一次口の処理

　同じ皮膚切開創から肛門管上皮，内肛門括約筋を鋭的，鈍的に剥離する．このとき，クッション組織に切り込むと出血しやすいため，内肛門括約筋側で剥離するように行う．先に確認した一次口部で内肛門括約筋に入っていく索状の一次瘻管を確認し，これを切断する．同時に隣接した crypt 部を剥離して，一次瘻管の処理を確実なものとする（図 6e）．剥離は一次口より口側 2 cm まで行って，十分に肛門管上皮，直腸粘膜を遊離する．

　内外肛門括約筋間溝の皮膚切開部を縫合することで一次口，瘻管の位置のズレを作り，再開通の予防を図る[4]．また，一次口が大きい場合や，一次口の処理時に肛門管上皮を損傷したときは吸収糸にて肛門管上皮のみ縫合閉鎖を行う．

110 第Ⅲ章 各論

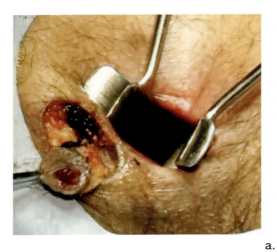
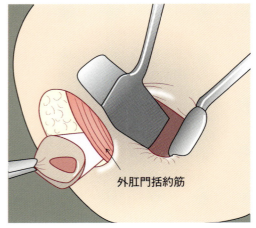

a.

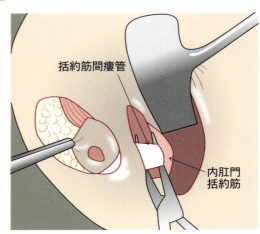

b.

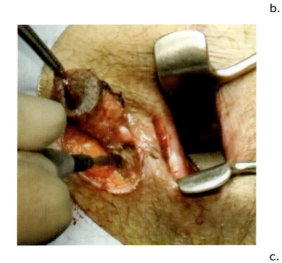
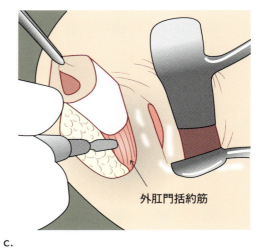

c.

図6①　FPOT，LIFT 法①
a：二次口からのくり抜き，b：括約筋間で瘻管を同定し切断，c：二次瘻管切除

D. 痔瘻の手術　111

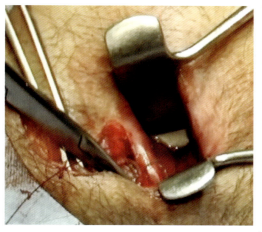
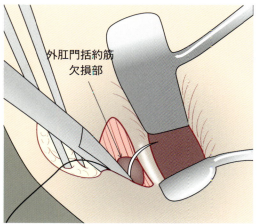
d.

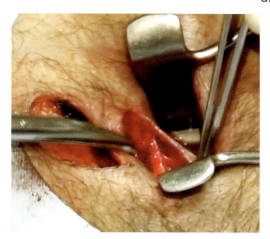
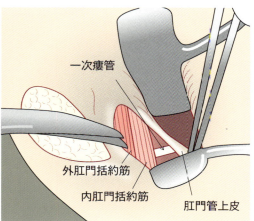
e.

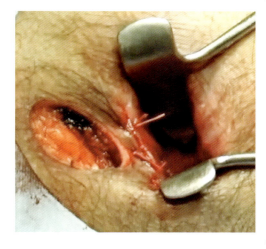
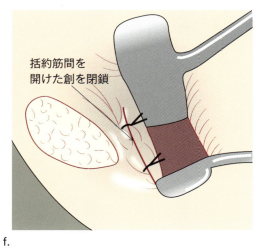
f.

図6②　FPOT，LIFT法②
d：外肛門括約筋欠損部縫合，e：一次瘻管切離，f：創閉鎖

112　第Ⅲ章　各論

e）創閉鎖

　すべての処理が終了後，各剥離面，創部を過酸化水素水，または生理食塩水で洗浄し，内外肛門括約筋間溝部の皮膚切開創を吸収糸にて閉鎖する．このとき，創部はドレナージ効果をもたせるために密に縫合しないよう注意する．LIFT法では創部の閉鎖は必ずしも必要でないとされているが，前述のごとく，FPOTでは一次口と一次瘻管の位置のズレを作ることも重要なため，あえて縫合閉鎖をする必要がある（**図6f**）．

g. 術後処置

　どの術式でも術後は創部の消毒は必要なく，抗菌薬の投与も創の状態に応じて数日行う程度でよい．当院では術後第2病日から入浴を開始し，坐浴を1日に4～5回行っている．

　退院後は創治癒まで外来で創部の状態，術後疼痛や排便状態の確認をしている．創治癒後に肛門機能検査を行い，術前との比較で肛門機能障害の有無などを確認することも重要である．機能低下を認める症例では，術後に便失禁やパッドの汚れなどを訴えるが，便性をやや硬めにコントロールするなどで改善する症例が多い．また機能低下症例の治療は適宜バイオフィードバックなどの肛門機能訓練を行っている．

　一般外来で日常的に目にしやすい痔瘻の手術方法を解説した．痔瘻手術は簡単な手術と考えられがちではあるが，肛門の解剖学的知識や痔瘻の形態や肛門機能を正確に把握し理解したうえで適切な術式が選択されない場合，術後に重篤な肛門機能障害をもたらす可能性がある手術である．基本をきちんと理解し，適切な手術術式の選択・施行が行われれば，根治性，肛門機能温存の相反する問題を両立させ，治癒することが可能と考えている．

文献

1) Arroyo A, et al : Fistulotomy and sphincter reconstruction in the treatment of complex fistula-in-ano:Long-term clinical and manometoric results. Ann Surg **255**：935-939, 2012
2) Tokunaga Y, et al : Clinical role of a modified seton technique for the treatment of trans-sphinncteric and supra-sphincteric anal fistulas.Surg Today **43**：245-248, 2013
3) Rojanasakul A, et al : Total anal sphincter saving technique for fistula-in-ano; the ligation of intersphincteric fistula tract. J Med Assoc Thai **90**(3)：581-586, 2007
4) Shimojima Y, et al : A novel surgical technique for anal fistula surgery designed to preserve the anal sphincter function and anoderm. J Annus Rectum Colon **5**(1)：25-33, 2021

2　Ⅲ型痔瘻

　隅越分類におけるⅢ型は肛門挙筋下痔瘻である．片側のものを U（unilateral），両側のものを B（bilateral），単純なものを S（simple），複雑なものを C（complex）で表す[1]（p24参照）．

　Ⅲ型痔瘻は，ほとんどが後方正中の crypt から感染が始まり直腸肛門周囲膿瘍を形成する．原発口から膿瘍の進展経路は，内外肛門括約筋を貫通して，肛門管後方正中部の肛門挙筋下で肛門尾骨靱帯の上方にある，左右の坐骨直腸窩が連絡する深肛門後隙（Courtney腔）を原発巣とする場合と，内外肛門括約筋間を頭側に進展し深肛門後隙を経て坐骨直腸窩へ至る場合がある（図1）[2]．坐骨直腸窩から左右の Courtney 腔に瘻管が進展すると馬蹄型痔瘻と呼ばれ，さらに瘻管の走行，膿瘍が広がり，治療に難渋する場合があり注意しなくてはならない．

a. 深部痔瘻手術のストラテジー

　痔瘻の治療で直腸肛門周囲膿瘍を認める膿瘍期では，原発巣や瘻管内に膿瘍や不良肉芽が残っていると括約筋温存術が難しくなる場合があるため，病変部の縮小のため切開排膿術を行い，まず十分な消炎を図ってから根治手術を行いたい．

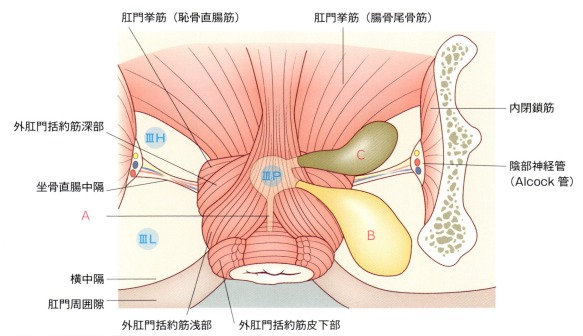

図1　Ⅲ型痔瘻の解剖学的模式図
A：後方深部痔瘻，B：低位坐骨直腸窩痔瘻，C：高位坐骨直腸窩痔瘻
ⅢL：低位坐骨直腸窩，ⅢH：高位坐骨直腸窩，ⅢP：肛門後方深部隙
以下の文献を参考に作成．
（栗原浩幸ほか：日本大腸肛門病会誌 66：999-1010，2013）

114　第Ⅲ章　各論

　　肛門の深部に複雑に瘻管が走行するⅢ型痔瘻の手術の主な基本要素は，以下の3つである.

①一次口の処理

②肛門括約筋をどのように温存することができるかを考慮した原発巣の処理

③二次瘻管の処理

　　一次口の状態ならびに内外肛門括約筋がどのような状態かによって術式を選択する. 瘻管の処理時に内外肛門括約筋を損傷すると肛門括約筋機能障害をきたすため，できるかぎり括約筋への侵襲を少なくして機能温存を心がけることが大切となる. 肛門機能は高齢化に伴い低下するため，高齢になっても機能を担保できる手術を心掛ける. その際，肛門管後方口側の肛門直腸角(anorectal angle)を形成する恥骨直腸筋を損傷すると便失禁につながるため，この部位の損傷は避けなければならない.

　　Ⅲ型痔瘻の症例は肛門管が硬くて伸展不良であることが多く，原発口の処理の困難さや，感染した瘻管が深部にあるためドレナージ不良となり，治癒遷延や再発につながる可能性がある. 複数回の手術をすることで肛門括約筋の機能障害をきたす可能性があることから，できるだけ1回の手術で確実に感染巣を取り除くことが求められる.

b. 術前診断

1)指　診

　　深部に膿瘍を形成する坐骨直腸窩膿瘍，骨盤直腸窩膿瘍は，視診や体表からの触診では発赤，腫脹を確認できないことがあり，肛門指診が重要となる. 肛門管内に入れた示指と，外側にある母指とで肛門部を挟みながら行う双指診で肛門後方6時を中心に深部に触れる左右の肛門挙筋の硬さの違いを触診で確認する. 肛門挙筋や直腸周囲の瘻管や膿瘍壁は，弾力が低下し硬く変化した腫脹・硬結・索状物として触れることができる. しかし膿瘍期では示指を挿入することができないほどの激痛を訴える場合もあり，その際は腰椎麻酔下での診断・治療を行う.

2)画像診断と膿瘍処置

　　深部の膿瘍，瘻管は，触診・指診で十分に触知できないことも多く，当院では主に3Dイメージングの経肛門的超音波検査を用いて診断する(図2〜4). 疼痛が強くて診察が困難な場合は，腰椎麻酔下に術中超音波検査にて膿瘍の位置を確認しながら切開排膿術，ドレナージ術を行う.

D. 痔瘻の手術　115

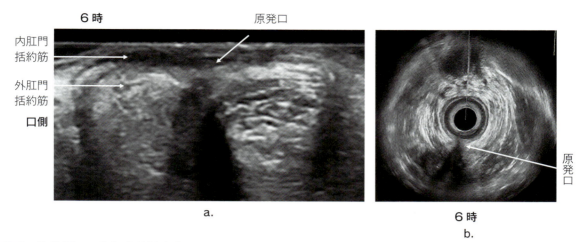

図2　術前経肛門的超音波検査①：Ⅲ型片側痔瘻
a：6時（リニア画像），b：水平断

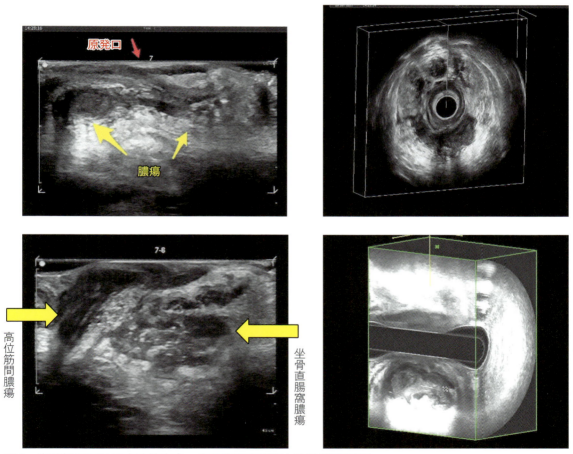

図3　術前経肛門的超音波検査②：坐骨直腸窩膿瘍と高位筋間膿瘍

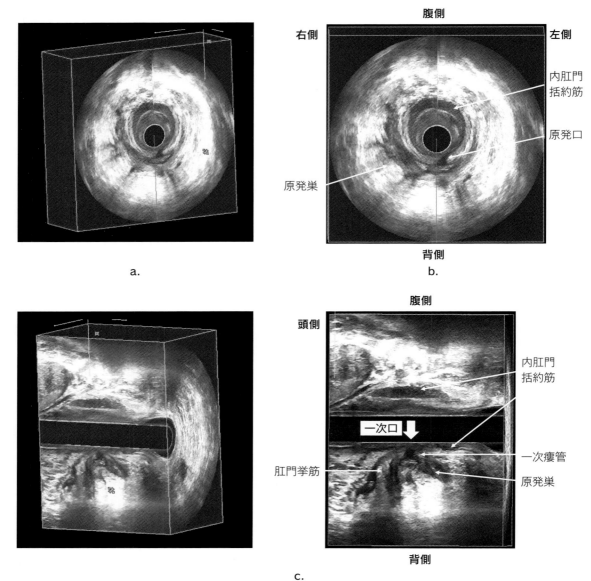

図4 術前経肛門的超音波検査③：坐骨直腸窩痔瘻
a：3D画像，b：水平断，c：矢状断

　切開排膿術後しばらく経過し消炎された時期に再度超音波検査を行う．炎症が消退すると，遺残膿瘍の有無のほか，膿瘍期には確認できなかった原発口の位置や瘻管の分岐，内外肛門括約筋，肛門挙筋，坐骨直腸窩などとの位置関係をはっきり確認できるようになる．また，しばしば痔瘻が多発している場合もあるので見逃さないように十分に注意する．

　遺残膿瘍があると術後創感染をきたしたり創治癒遷延を起こしたりするため，根治術前にはできるだけ膿瘍の排膿を図り，消炎された状態とすることが大切である．

D. 痔瘻の手術　**117**

一方，Ⅲ型・Ⅳ型痔瘻の発症後長期経過例の中には，膿瘍壁が硬化し膿瘍腔が潰れにくくなっていて，不良肉芽が充満したまま難治化している症例も多く見られるので，根治術時，術後は注意を要する．

c. 前処置

前日夜にクエン酸マグネシウム，ピコスルファートナトリウム水和物などの下剤の内服と，手術当日，術前に炭酸水素ナトリウム・無水リン酸二水素ナトリウム坐剤・グリセリン浣腸を行い，腸管の前処置を行う．

d. 手術術式

「肛門疾患（痔核・痔瘻・裂肛）・直腸脱診療ガイドライン 2020 年版」[3]によると，痔瘻結紮療法（seton 法），肛門括約筋温存術，Hanley 法，Hanley 変法，原発口に対する筋充填法，また MRI 検査を術前診断に用いて seton 法を利用した MRI ナビゲーション手術[4]，LIFT（ligation of intersphincteric fistula tract）法[5]などが紹介されているほか，諸家が難治性痔瘻に対する数多くの術式を工夫し報告している．

e. 術式選択と手技のポイント

原則，内肛門括約筋をできるだけ温存する肛門括約筋温存術を選択する．その中で，術前経肛門的超音波検査で瘻管の走行が transsphincteric 型で，内外肛門括約筋間で瘻管の結紮切断ができる場合は FPOT（functional preservative operative technique）[6]を選択する．

原発口が大きい場合は，原発口，内外肛門括約筋を縫合修復して閉鎖する筋充填法や，ゆっくりと瘻管を切開開放する seton 法（**図 5**）を選択する．

再発症例など繰り返す炎症により，原発口の肛門括約筋や周囲組織の瘢痕化により硬化している場合，原発口が大きく縫合閉鎖が困難な症例や，括約筋縫合を行っても縫合不全を起こすと考えられるケースでは，cutting seton 法（**図 6**），Hanley 変法（**図 7**）などを選択する．

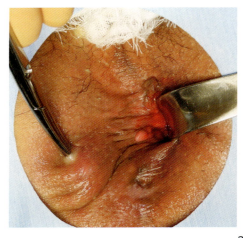
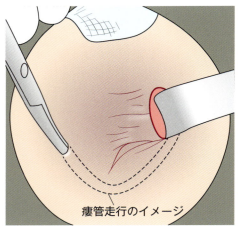

a.

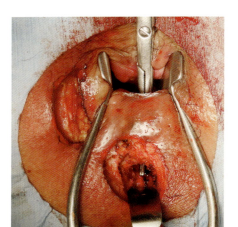
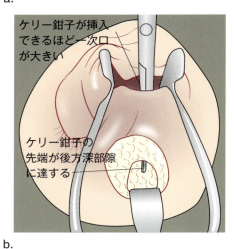

b.

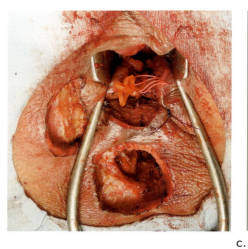
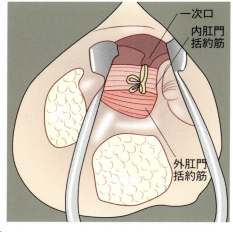

c.

図5 cutting seton 法
原発巣・二次瘻管を切除後,内肛門括約筋の cutting seton 法を行ったもの.

D. 痔瘻の手術　119

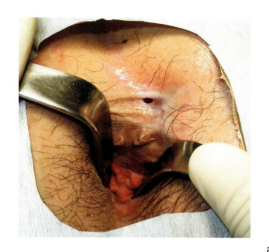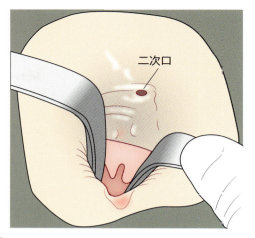

a.

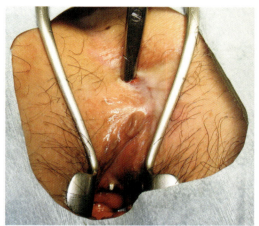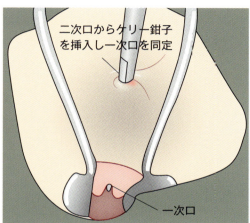

b.

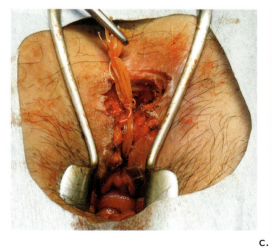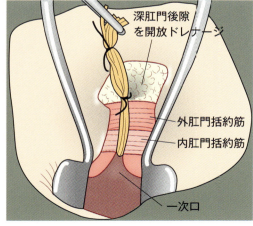

c.

図6　再発痔瘻に対する cutting seton 法

第Ⅲ章　各論

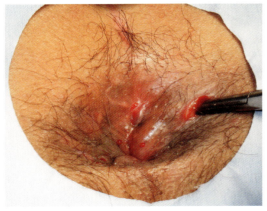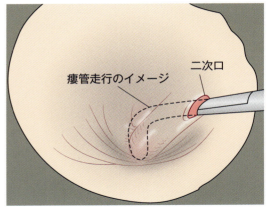

a.

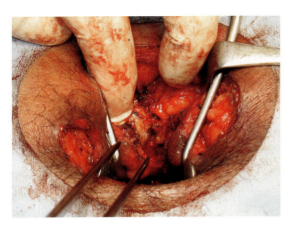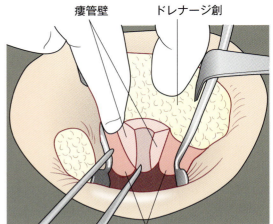

b.

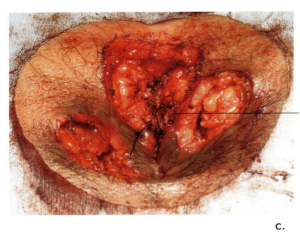

c.

図7　Hanley 変法

D. 痔瘻の手術　**121**

1）一次口（原発口）の処理：括約筋縫合術（括約筋温存術）

　原発口は，肛門陰窩（anal crypt）に一致した位置にあり，触診では，肛門陰窩から内肛門括約筋に瘻管が入り込む一次口部分は，軟らかい正常の内肛門括約筋と違い硬く触知する．またクリプトフック，ケリー鉗子，モスキート鉗子などで肛門陰窩の陥凹から内肛門括約筋内に入り込む瘻管の走行を確認し，そこから内外肛門括約筋を貫通し原発巣までつながる瘻管を確認する（**図8a**）．一次口の処理は，内肛門括約筋の硬く変化した部分を可及的にできるだけ小さい範囲で切除した後（**図8b，c**），内肛門括約筋側から軟らかな内外肛門括約筋を一塊にやや吸収されるまで長い時間かかる吸収糸で約3〜4針縫合して欠損部を閉鎖する（**図8d**）．その後，口側の直腸粘膜を剥離して尾側に筋縫合部分を被覆するようにスライドさせて縫合固定し，advancement mucosal flap を完成させる（**図8e**）．さらに，肛門縁より尾側の皮膚は適切な大きさ・範囲で切除しドレナージ創を作製する．

　最近は原発口が小さく肛門管上皮を十分に温存できる場合には，以下のような方法も行っている．

・内外肛門括約筋間溝で環状に上皮を切開し，一次口へ向けて剥離し，直接上皮下すなわち肛門陰窩の裏側の一次瘻管を切離する．

・その後，先の括約筋縫合術と同様一次口部の硬い内肛門括約筋を切除し，上皮下で内肛門括約筋を縫合し，上皮を被覆して元に戻す．

2）Ⅲ型痔瘻への FPOT の応用

　FPOT は，肛門管上皮を温存したままで一次瘻管を切断し，内外肛門括約筋間で瘻管のみ結紮切断し内外肛門括約筋を温存できる．肛門機能を十分に温存できるよい術式であり，低位筋間痔瘻に対して数多く経験し良好な成績を収めているのでⅢ型痔瘻にも FPOT を応用している．

　6時が原発口で11時方向まで瘻管が伸びるⅢU型痔瘻に対して FPOT を用いた例を示す．まず二次口から皮下脂肪織を貫く瘻管をくり抜く．その後の手術操作で瘻管の位置を同定するのに二次口側の瘻管が牽引できるよう周囲組織から十分剥離されていることが重要である（**図9a**）．次に内外肛門括約筋間溝を同定し皮膚を切開し，内外肛門括約筋間で瘻管を同定する（**図9b**）．内肛門括約筋側で瘻管を把持し（**図9c**）切断したのちに，断端を吸収糸にて刺入結紮する．肛門管上皮と内肛門括約筋の間を剥離し，一次口を同定して瘻管を切断する．

　FPOT のよい適応となるのは，瘻管が一次口から内外肛門括約筋内を貫通する trans-sphincteric 型で，瘻管の線維化が良好で結紮が可能なものである．これに対し，原発口が大きく肛門管上皮の温存が困難なもの，筋間で膿瘍や不良肉芽を伴っていて瘻管形成が不十分なものは適応外と考える．

3）二次口・二次瘻管の処理・ドレナージ創の確保

　二次瘻管は複雑に走行する場合があり，十分に切除を行ったつもりでも深部に至った部位で遺残瘻管となる場合がある．切離面に赤黒い不良肉芽がないか観察し，ゾンデやケリー鉗子を用い，そこからさらに進展する瘻管がないか注意深く探らなくてはならない．

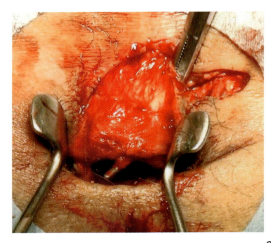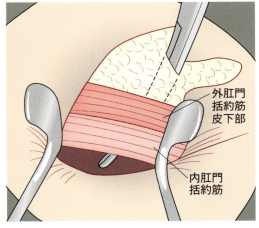

a.

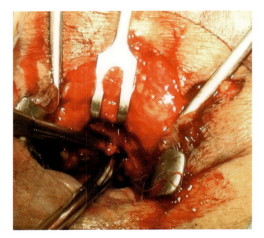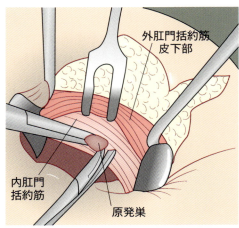

b.

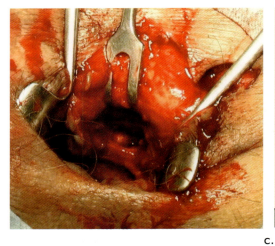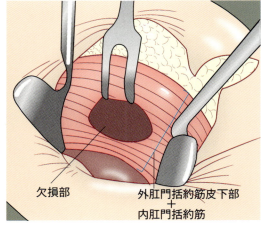

c.

図8① 括約筋縫合術（括約筋温存術）①
a：二次口と原発口の交通の確認，b：原発口の硬い組織をコッヘル鉗子で把持して切除する，c：原発口切除後の内肛門括約筋欠損部

D. 痔瘻の手術

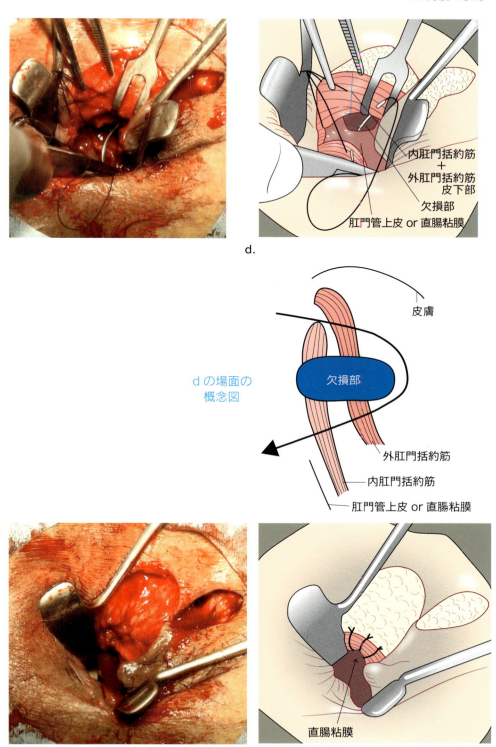

図8② 括約筋縫合術(括約筋温存術)②
d：内外肛門括約筋の欠損部を埋めるように一括縫合閉鎖，e：縫合閉鎖後，直腸粘膜を被覆し終了

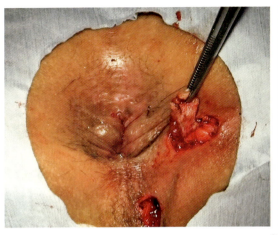
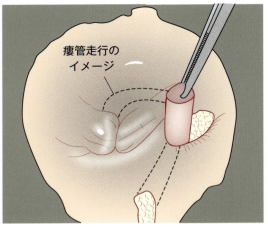

a.

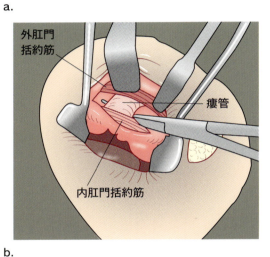

b.

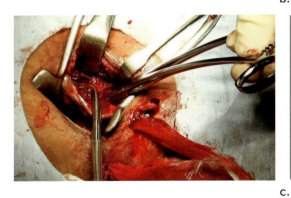
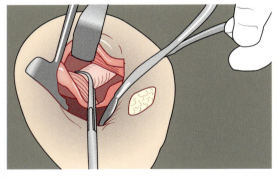

c.

図9 Ⅲ型痔瘻に対するFPOT
a：ⅢUの診断で11時まで瘻管が進展，b：6時内外肛門括約筋間の瘻管，c：瘻管を内肛門括約筋側で把持し切断した後，刺入結紮

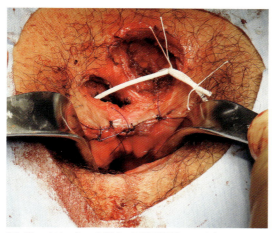 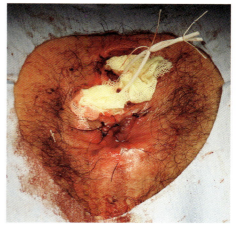

図10　ドレナージ創の早期閉鎖の回避
ヨードホルムガーゼの挿入とシートンドレーンでドレナージ創の早期閉鎖を回避する．

　治癒が難渋し創の治癒遷延となる要因には以下の3点が重要である．
①瘻管壁の線維化に伴って血流が乏しくなって硬く肥厚し，その部位が潰れにくくなる
②皮膚までの距離が長いためドレナージ創を長期間確保するのが困難となり，皮膚が早期に閉鎖されてドレナージが悪くなる
③深部に感染巣を残し遺残膿瘍を形成する

　そのため，二次瘻管・二次口を切除した後のドレナージ創は，遺残膿瘍を形成しないように大きな開放創とする．単孔で深い場合にはペンローズドレーン，ゴム管を短期間挿入する．ただし皮膚に縫合固定するのは痛みを伴うため，長期間の留置には痛みが少なく早期閉鎖を防ぐこともできるループ式のシートンドレナージ法のほうがよい．またドレナージ創が早期に閉鎖しないようにヨードホルムガーゼを留置し，適時新しいガーゼに交換し，ドレナージルートの確保に努める（図10）．

　a）二次口が体表に確認できる場合

　二次口がある場合は瘻管にゾンデあるいはケリー鉗子を挿入すると，瘻管の走行する方向，深さなどが確認できる．多くは原発口のある後方6時へ向かうことが確認できるが，必ずしも直線的でないことや坐骨直腸窩の瘻管が左右に広がる馬蹄形痔瘻（horseshoe type）の場合や，脂肪組織を除去して深部に到達して初めて瘻管が屈曲したり，骨盤直腸窩に進展したりするⅣ型痔瘻の場合もあるため，注意深い観察が必要である．

　瘻管壁に達したら瘻管を切開開放し内部の赤黒い不良肉芽，膿瘍を鋭匙で掻把，除去し，良好なドレナージ創となるように創を形成する．

　b）二次口を体表から確認できない場合

　深部に瘻管が進展し二次口がみられない場合の瘻管の処理は，術前の超音波検査やMRIによる診断，術中の指診，双指診をもとに，一次口から原発巣，瘻管の位置を確認しながら，瘻管の直上にドレナージ創を作製する目的を兼ねて，直径約3～5cm大に皮膚切開し，脂肪組織の切除を行いながら瘻管に到達する．瘻管壁に達したら切開開放し，内部の不良肉芽，膿瘍を鋭匙で掻把，除去する．

瘻管が正中までの場合には深肛門後隙の正中で，左右の深部にある場合は，外肛門括約筋浅部の損傷を避けるために正中後方の切除を避けて，左であれば5時方向，右であれば7時方向で外肛門括約筋浅部の外側の皮膚と皮下脂肪を，先と同様に切除し，瘻管内部の不良肉芽の搔把，瘻管の切除を行う．

文献

1) 隅越幸男ほか：痔瘻の手術に必要な肛門の解剖・生理．日本大腸肛門病会誌 33：444-447，1980
2) 栗原浩幸ほか：痔瘻診療の標準化をめざして(IBD を除く)：Ⅱ．痔瘻の診断．日本大腸肛門病会誌 66：999-1010，2013
3) 肛門疾患(痔核・痔瘻・裂肛)・直腸脱診療ガイドライン 2020 年版(改訂第 2 版)．日本大腸肛門病学会(編)．南江堂，p50-52，2020
4) 加川隆三郎ほか：骨盤直腸窩痔瘻の形成における 2 つの経路．日本大腸肛門病会誌 69：81-89，2016
5) Rojanasakul A, et al : Total anal sphincter saving technique for fistula-in-ano. The ligation of intersphincteric fistula tract. J Med Assoc Thai 90：581-586, 2007
6) Shimojima Y, et al : A novel surgical technique for anal fistula surgery designed to preserve the anal sphincter function and anoderm. J Anus Rectum Colon 5: 25-33, 2021

D. 痔瘻の手術　**127**

3　Ⅳ型痔瘻と複雑な痔瘻

a. Ⅳ型痔瘻

1）術前診断

　隅越分類で肛門挙筋上痔瘻を指す．頻度は低いが深部痔瘻といわれる肛門挙筋の頭側の骨盤直腸窩に至る骨盤直腸窩膿瘍，骨盤直腸窩痔瘻である．

　術前診断には，肛門指診や経肛門的超音波検査を行うが，超音波検査のプローブが届かない場合やさらに深部（頭側）に病変の進展が疑われる場合は，CT 検査，MRI 検査による診断が欠かせない．

2）手　術

　基本となる原発口，原発巣の処理はⅢ型痔瘻と同じであるが，病巣が深部に波及し二次感染巣が肛門部皮膚から深い分，処理がⅢ型痔瘻よりさらに困難となる．

　特に肛門挙筋上の瘻管の完全切除は経肛門的にはできないので，瘻管内の掻爬，ドレナージを行うが，深部に位置するため，術後ドレナージ不足が生じやすく，それが再発リスクを高める．その一方で深部にある肛門括約筋，肛門挙筋を切開開放すると括約筋不全，便失禁のリスクが高まることになるので，安易に深部の切開開放術を行うのは慎まなければならない．

　よって，原発口の処理，瘻管の処理の確実性と同時に，遺残膿瘍を予防するためドレナージ創の早期閉鎖を回避する処置が大切である（Ⅲ型痔瘻の項，p113 〜 114 参照）．

b. 直腸に二次口がある痔瘻

　歯状線にある原発口からの口側に進展し，直腸内に二次口が開口する場合がある．隅越分類のⅡH，Ⅳ型の痔瘻，Parks 分類の intersphincteric fistula の rectal opening without perianal opening type，extrasphincteric fistula がこれにあたる．

　直腸 S 状結腸内視鏡検査で二次口部分が隆起性病変として観察され確認されることがある．

　ドレナージの方法には，皮膚側からドレナージを置く方法，直腸内にドレナージする方法などがある．手術は通常，ⅡH の入り口である原発口の開放を行い，ⅡL の瘻管切開開放術とドレナージ創作製を行い，高位筋間の瘻管内の掻把，ドレナージを行う．その他，筋間からドレナージ，高位の膿瘍から肛門括約筋外へのシートンドレナージを行う方法を検討する．直腸壁内への感染がコントロールされると，自然に消退し二次口が閉鎖されることも多い．原発口から直腸に cutting seton を留置して治癒させる方法の報告があるが[1]，当院では挿入中に直腸から大量出血した経験があり，注意が必要である．

c. 膿瘍を合併する痔瘻

　痔瘻の治療で直腸肛門周囲膿瘍を認める膿瘍期では，まず病変部の縮小のため切開排膿術を行い十分な消炎を図り根治手術を行いたい．原発巣や瘻管内に膿瘍や不良肉芽が残っていると括約筋温存術が難しくなる場合があるため，根治手術以前に膿瘍や不良肉芽のドレナージを行うことが望ましい．

　ただし根治手術中に深部の膿瘍が確認される場合もある．後方のⅣ型痔瘻の診断で根治術の計画で手術をし，術中に骨盤直腸窩に膿瘍を認めた症例の具体的な手技を示す．

　二次口の皮膚を大きく開放し坐骨直腸窩を肛門挙筋まで開放すると骨盤直腸窩まで至る膿瘍を認めた（図1a）．内外肛門括約筋間から原発巣を確認すると，原発巣にも不良肉芽があった（図1b）．坐骨直腸窩から原発口に至る瘻管の走行を確認し（図1c），同部位は鋭匙で掻把し不良肉芽を除去した．原発口周辺は筋縫合して閉鎖し，創縁を肛門管上皮で被覆して形成した（図1d）．骨盤直腸窩まで至るドレナージ創が早期に閉鎖するのを防ぐことを目的としてヨードホルムガーゼを留置した（図1e）．ヨードホルムガーゼは適時新しいガーゼに交換しドレナージルートの確保に努める．

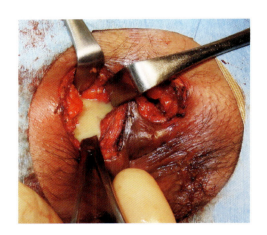 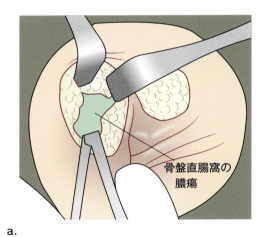

a.

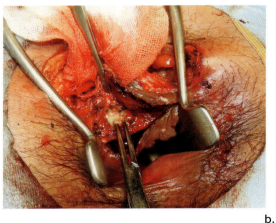 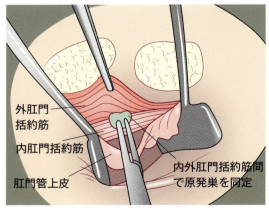

b.

図1①　膿瘍を合併したⅣ型痔瘻の手術例①
a：骨盤直腸窩の膿瘍を排膿したところ，b：内外肛門括約筋間の原発巣内の膿瘍

D. 痔瘻の手術

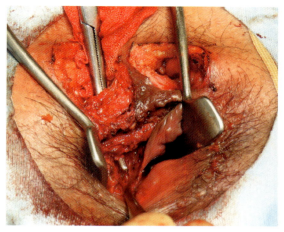
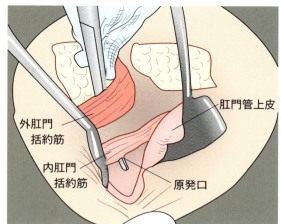

c.

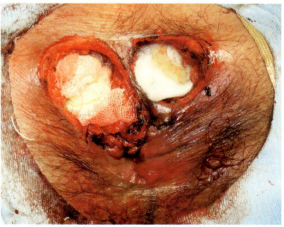
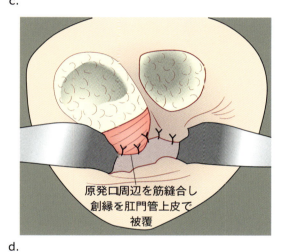

d.

e.

図1②　膿瘍を合併したⅣ型痔瘻の手術例②
c：外肛門括約筋外側からケリー鉗子を挿入すると原発口に至る．
d：括約筋縫合後，肛門管上皮を縫合修復する．
e：ドレナージ創にヨードホルムガーゼ，酸化セルロースを貼付して終了．

d. 多発痔瘻

　多発痔瘻の場合，多発痔瘻に対する特定の術式があるわけではない．しかし痔瘻の数，病型，位置などにより，それぞれの痔瘻に対する手術が，どの程度，括約筋機能や肛門の形態に影響するかを想定し手術プランを立てることが大切となる．複数ある病変すべてを同時に一期的に治療してもよいが，括約筋機能を維持するために二期的に治療することも考える．

　一般的術式には，開放術式である瘻管切開開放術（fistulotomy 法，lay open 法），fistulectomy 法，coring out 法，cutting seton 法，肛門括約筋縫合術などがある．

　また，肛門管上皮を温存し内肛門括約筋に大きな侵襲を加えない機能温存術式には，minimal seton 法[2]，LIFT 法，FPOT，SIFT-IS（subcutaneous incision of the fistula tract and internal sphincterotomy）法[3]などもあり，これらの術式を組み合わせることで，多発痔瘻の場合でも術後の機能障害を最小限に抑えられると考えられる．

　開放術式は根治性が高く手技も容易であるが，瘻管が外肛門括約筋浅部・深部，内肛門括約筋の深部を切開することになり，これが複数箇所に及ぶと相加的に大きく肛門機能を障害することになるため避けたほうがよい．

　seton 法は，瘻管をくり抜いた部分にゴム紐などを通し括約筋を含む組織を，ゆっくり時間をかけて緊縛し切開開放する方法であるが，一期的に瘻管切開開放するよりも肛門機能への影響が少ない．さらに外肛門括約筋より外側の瘻管を切除し，内肛門括約筋のみに seton を置く minimal seton 法を選択してもよい．

　前方・側方痔瘻はⅡL 型が多いが，切開開放術（fistulotomy 法）を行うと変形や機能低下をきたすため，切離した括約筋を一期的に縫合閉鎖すると変形は抑えられ，瘻管切開開放術よりは静止内圧の変化が少なくなる．

　複数ある痔瘻のうち 1 つの痔瘻が後方 6 時の低位筋間痔瘻ならば，機能低下が軽微である fistulotomy 法を選択してもよいと思われる．

　しかし深部複雑痔瘻の場合は，瘻管を含む内外肛門括約筋を切開開放する Hanley 法を行うと機能低下が強くなるため，原発口・原発巣・瘻管を処理後，原発口を括約筋縫合閉鎖した後，advancement mucosal flap により原発口を被覆する肛門括約筋温存術が推奨される．

　当院では機能温存に優れた FPOT を可能な限り選択する．瘻管形成が良好なもの，transsphincteric 型，前方・側方痔瘻，術前直腸肛門内圧低値例などには積極的に同術式を用いている．

文献
1）鵜瀞　条ほか：高位筋間痔瘻に対する手術．手術 72：1341-1348，2018
2）野村英明ほか：肛門上皮温存 minimal seton 術式．日本大腸肛門病会誌 69：439-443，2011
3）Sahara R, et al：Subcutaneous incision of the fistula tract and internal sphincterotomy（SIFT-IS）: a novel surgical procedure for transsphincteric anal fistula. Colorectal Dis 24：1576-1583, 2022

4 術後合併症と対処方法

　主なものは術後早期では出血，創感染である．そのほかには不良肉芽，ドレナージ不良に伴う遺残膿瘍，再発といわれる一次口の再開通，肛門括約筋機能障害などがある．

a. 出　血

　術後出血の予防のため，十分な術中の止血はもちろんのこと，終了時に酸化セルロースを創面に貼付することも有用である．入院中に創面から出血した場合には，圧迫止血，酸化セルロース貼付，局所麻酔下にバイポーラによる止血術を行う．

b. 不良肉芽，遺残膿瘍

　不良肉芽は創面に感染を伴い慢性炎症を起こし，創面に滲出液，感染性の分泌液，接触出血が増え，創治癒が遷延する．1〜2週間ごとに硝酸銀溶液の塗布を行い，抗菌薬軟膏，創治癒を促進させる機序を持つ軟膏の塗布などを行う．

　遺残膿瘍があると排膿，出血が持続する．一度表皮が上反化し治癒と思われても時間経過により膿が貯留してくる場合は，改めて腰椎麻酔下にて二次口を大きく開放し内部の不良肉芽の搔爬を行い十分なドレナージを行う．同時に創面に硝酸銀液の塗布やヨードホルムガーゼを留置し適時交換する方法や，抗菌薬の軟膏を塗布する方法なども有効である．

c. 再発痔瘻

　再発痔瘻は，消炎されている場合には，基本的には括約筋縫合による肛門括約筋温存手術を行う．しかし原発口の処理が困難な場合には cutting seton 法，Hanley 手術を行うことが多い．

d. 肛門括約筋機能障害

　手術時に肛門括約筋に過度に侵襲が加わると，術後，肛門括約筋機能障害が生じる場合がある．術後早期には肛門内圧は標準値より低値を示すが，数ヵ月から1年を経過すると術前値に近く改善する傾向が見られる[1]．

　術後肛門内圧が低値を示す場合は，当院では**表1**に示す肛門括約筋機能訓練の指導を行っている．また数ヵ月経過して直腸肛門内圧検査を行い，肛門括約筋機能の評価を行う．

　注意するのは，続けて頻回に行うと，自分で締めているつもりでも筋肉疲労により効果的に動いていないことがある点である．そのため，排尿後にトイレやお風呂の中などで無理なく続けることが大切である．

表1 肛門括約筋自己訓練法

①ゆったりと足を伸ばして椅子に座る．
②排尿を途中で止めるような感覚で，尿道を 2 秒間，締める．
③力を抜いて，尿道(肛門)を 5 秒間，緩める．

※①〜③の動作を，息を止めずに 10 回繰り返す運動を 1 セットとし，1 日 10 セットを毎日行うことを繰り返す．

文献
1) 辻　順行ほか：肛門内圧からみた痔瘻術式の検討．日本大腸肛門病会誌 **46**：245-252, 1993

5 Crohn病の痔瘻に対する手術

a. 診　断

1）Crohn病の痔瘻の特徴

　Crohn病は約49％が特徴的な肛門病変（表1，図1）を合併しており[1]，約30％は腹部病変に先行して肛門病変がみられると報告されている．当院のような大腸肛門に特化した病院で見つかるCrohn病はほぼすべて肛門病変から見つかる．

　Crohn病に関連する肛門病変の中でも特に治療に難渋し患者のQOLを低下させるのは痔瘻である．Crohn病の痔瘻は，通常の痔瘻と同様，肛門陰窩から細菌が侵入して肛門腺が感染を起こして膿瘍を形成するcryptoglandular infectionによるもの（incidental lesion）もあるが，その割合は低く，ほとんどはprimary lesionである裂肛や潰瘍を一次口として発生するsecondary lesionである[2]（表2）．そのため，通常の痔瘻とは異なり，複雑な走行であったり（図2），多発することが多い．

2）診断のポイント

　前述のように，当院では肛門病変をきっかけにCrohn病が見つかることがほとんどである．発症初期で来院されることが多いため，腹部症状はあまりなく，肛門痛や排膿を主訴に受診される．皮垂や潰瘍が多発しているような明らかなCrohn's anusではないこともあるが，以下のような条件がそろっている場合はCrohn病を念頭に置いて精査を行う[3]．

表1　Crohn病の肛門部病変

Anal fissure・Anal ulcer	＝	裂肛・肛門潰瘍
Ulcerated edematous pile	＝	潰瘍化した浮腫性の皮垂
Skin tag	＝	皮垂
Anal fistula	＝	肛門部瘻孔
Perianal abscess	＝	肛門周囲膿瘍
Anovaginal fistula	＝	肛門腟瘻
Pile	＝	痔疾または痔核
Cryptitis	＝	肛門陰窩炎

※Cavitating ulcer，Aggressive ulcerationについては適当な日本語表現がなく，英語表現を用いることを通例とする．
※Anal fistulaについては，従来「痔瘻」あるいはクローン病特有の痔瘻と表記していたが，その成因と経過は通常の「痔瘻」と異なることが多く，これらと区別するために「肛門部瘻孔」と表記した．
（クローン病肛門部病変のすべて―診断から治療まで―　厚生労働科学研究費補助金　難治性疾患等政策研究事業「難治性炎症性腸管障害に関する調査研究」（鈴木班）平成30年度分担研究報告書　別冊，p5，2019より引用）

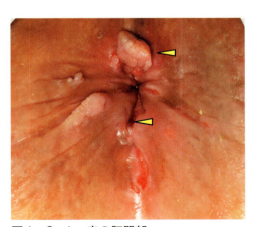

図1　Crohn病の肛門部
浮腫性の皮垂，肛門縁を越えた裂肛を認める．

表2 Crohn病の肛門部病変（Hughesらの分類）

Primary lesions	Secondary lesions	Incidental lesions
Anal fissure	Skin tags	Piles
Ulcerated edematous pile	Anal / rectal stricture	Perianal abscess/ fistula
Cavitating ulcer	Perianal abscess / fistula	Skin tags
Aggressive ulceration	Anovaginal / rectovaginal fistula	Cryptitis
	Carcinoma	

原典（Hughes LE, et al：Perianal disease in Crohn's disease. Allan RN（ed）, Inflammatory bowel disease（2nd ed）, Churchil Livingstone, New York, p351-631, 1990）
（クローン病肛門部病変のすべて―診断から治療まで― 厚生労働科学研究費補助金 難治性疾患等政策研究事業「難治性炎症性腸管障害に関する調査研究」（鈴木班）平成30年度分担研究報告書 別冊，p7，2019 より引用）

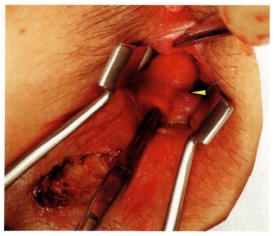

図2 潰瘍から直腸へ瘻管が続いている症例

① 10～30代の若年者
②浮腫状の皮垂，肛門縁を越えるような典型的ではない裂肛や潰瘍（図3）
③痔瘻の場合：肛門から離れたところにある二次口や多発例（図4）
④肛門周囲の皮膚がwetな印象

　特に若年者の痔瘻はまずCrohn病を疑う必要がある．服部らの報告[4]では10代の痔瘻症例の49％がCrohn病であったが，初診時には45％が通常痔瘻と診断されていた．当院では，痔瘻の患者は腹部症状の有無にかかわらず全例に下部消化管内視鏡検査を行い，炎症病変の有無を確認している．下部内視鏡でCrohn病の所見がみられなかった場合も，肛門からCrohn病が否定できない場合はすぐに痔瘻の根治手術を行うのではなく，時間をおいてから再度内視鏡検査を行ったり，上部消化管内視鏡や小腸カプセル内視鏡による胃・小腸の評価を行うべきと考える．

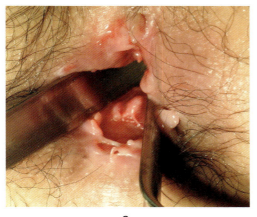
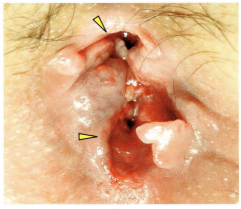

図3　Crohn病を疑うべき肛門病変
a：幅広い卵円形の潰瘍（cavitating ulcer）
b：多発する不整形な裂肛・潰瘍

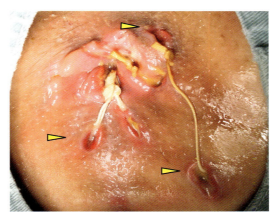

図4　肛門から離れたところに多発する痔瘻の二次口

3）生検の必要性

　肛門からの生検も積極的に行う必要がある．Crohn病の診断項目（表3）の一つに非乾酪性類上皮細胞肉芽腫（non-caseating epithelioid cell granuloma：EG）がある．消化管病変がなくても，Crohn病を疑う肛門病変とEGが検出されればCrohn病確診となる．当院のデータでは，Crohn病を疑う痔瘻からの生検でEGが確認されたのは約20％であった．EGは他の炎症性細胞との鑑別が困難な場合があり，経験豊富な病理医による診断が必要である．検体としては，痔瘻内部の不良肉芽のみを提出するのではなく，痔瘻の二次口や，皮垂を合併しているは皮垂を切除して提出するのが望ましい．

　また，長期経過した痔瘻は癌を合併する可能性が高くなるため，肛門狭窄をきたしているような複雑痔瘻や10年以上経過している症例は定期的に生検を行う必要がある．

表3 Crohn病の診断基準

（1）主要所見
A. 縦走潰瘍〈注1〉
B. 敷石像
C. 非乾酪性類上皮細胞肉芽腫〈注2〉

（2）副所見
a. 消化管の広範囲に認める不整形～類円形潰瘍またはアフタ〈注3〉
b. 特徴的な肛門病変〈注4〉
c. 特徴的な胃・十二指腸病変〈注5〉

確診例：
[1] 主要所見のAまたはBを有するもの.〈注6〉
[2] 主要所見のCと副所見のaまたはbを有するもの.
[3] 副所見のa, b, cすべてを有するもの.

疑診例：
[1] 主要所見のCと副所見のcを有するもの.
[2] 主要所見のAまたはBを有するが潰瘍性大腸炎や腸管型ベーチェット病，単純性潰瘍，虚血性腸病変と鑑別ができないもの.
[3] 主要所見のCのみを有するもの.〈注7〉
[4] 副所見のいずれか2つまたは1つのみを有するもの.

〈注1〉腸管の長軸方向に沿った潰瘍で，小腸の場合は，腸間膜付着側に好発する. 典型的には4～5cm以上の長さを有するが，長さは必須ではない.
〈注2〉連続切片作成により診断率が向上する. 消化管に精通した病理医の判定が望ましい.
〈注3〉消化管の広範囲とは病変の分布が解剖学的に複数の臓器すなわち上部消化管（食道，胃，十二指腸），小腸および大腸のうち2臓器以上にわたる場合を意味する. 典型的には縦列するが，縦列しない場合もある. また，3ヶ月以上恒存することが必要である. なお，カプセル内視鏡所見では，十二指腸・小腸においてKerckring襞上に輪状に多発する場合もある. 腸結核，腸管型ベーチェット病，単純性潰瘍，NSAIDs潰瘍，感染性腸炎の除外が必要である.
〈注4〉裂肛，cavitating ulcer，痔瘻，肛門周囲膿瘍，浮腫状皮垂など.「クローン病肛門部病変のすべて」を参考にし，クローン病に精通した肛門病専門医による診断が望ましい.
〈注5〉竹の節状外観，ノッチ様陥凹など. クローン病に精通した専門医の診断が望ましい.
〈注6〉縦走潰瘍のみの場合，虚血性腸病変や潰瘍性大腸炎を除外することが必要である. 敷石像のみの場合，虚血性腸病変や4型大腸癌を除外することが必要である.
〈注7〉腸結核などの肉芽腫を有する炎症性疾患を除外することが必要である.

（令和5年度改訂版 潰瘍性大腸炎・クローン病 診断基準・治療指針 厚生労働科学研究費補助金 難治性疾患等政策研究事業「難治性炎症性腸管障害に関する調査研究」（久松班）令和5年度分担研究報告書, p33-34, 2024より引用）

b. 治療方針

　　Crohn病の痔瘻と診断された場合，本邦のCrohn病の治療指針[3]では，日常生活に支障のない軽症例は切開排膿術とメトロニダゾールや抗菌薬投与，持続性の疼痛や排膿を伴う中等症はseton法によるドレナージが第一選択とされ，瘻孔切除に関しては単純な瘻孔であっても術後の創治癒遷延や再発率が高いことを考慮して適応を決定する，とされている. 当院でも，Crohn病の場合はincidental lesionと思われる低位筋間痔瘻1ヵ所であっても根治手術を行っても創治癒が得られない症例や，切開排膿術を行った創部に治癒傾向がみられない症例（**図5**）などをたびたび経験しており，基本的にはseton法によるドレナージのみ行い経過をフォローしていることが多い.

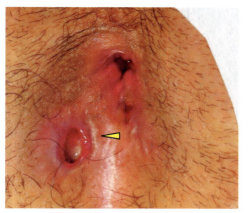

図5 切開創に治癒傾向がみられない症例

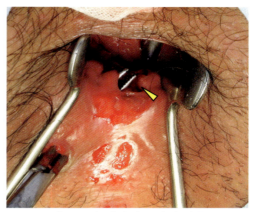

図6 二次口から潰瘍まで大きく貫通している症例

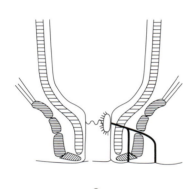
a.

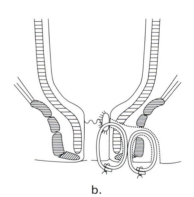
b.

a：肛門管内に primary lesion（原発巣）をもつ低位筋間，坐骨直腸窩瘻孔
b：瘻管，膿瘍腔を搔爬後に primary lesion と二次口間，および二次口と二次口間に seton をゆるく挿入する．
〈注〉primary lesion（原発巣）が明らかでない痔瘻症例では二次口間のみに seton を挿入する．

図7　seton 法（drainage seton）の基本的な手技
（令和5年度改訂版　潰瘍性大腸炎・クローン病　診断基準・治療指針　厚生労働科学研究費補助金　難治性疾患等政策研究事業「難治性炎症性腸管障害に関する調査研究」（久松班）令和5年度分担研究報告書，p49，2024 より引用）

しかし近年では，生物学的製剤の種類が増えたこともあり，Crohn 病の痔瘻であっても根治手術を行う病院が増えている[5]．また複雑痔瘻に対しては，ヒトの皮下脂肪由来の幹細胞から生成されたダルバドストロセルを注入することで瘻管を閉鎖させる治療が2021年に保険適用となった．まだ高額であり使用できる症例も限られているが，これまで治療のしようがなく患者の QOL を低下させてきた Crohn 病痔瘻に対してようやく出てきた新しい治療法であり，今後治療方針が大きく変わっていくことが期待される．

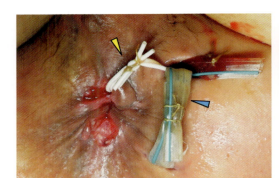
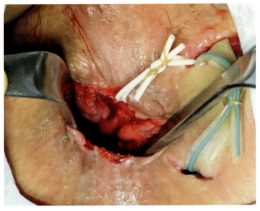

図8　seton留置の例
a：一次口-二次口間にシリコン製の結紮用のテープ（黄色矢頭），二次口-二次口間にペンローズドレーン（青矢頭）．
b：肛門部と留置の全体の確認．

c. seton留置の方法

　Crohn病の痔瘻は一次口が潰瘍で大きく貫通していたり（図6），膿瘍形成を繰り返すことが多いため，本邦の治療指針では，一次口 – 二次口間でテープを通してドレナージを行うことが推奨されている[3]（図7）．瘻管内の不良肉芽を鋭匙などでしっかり掻爬し，ドレナージ効果に優れるシリコーン製の外科用テープを瘻管に通してloop状にする（図8）．
　一方，根治できないCrohn病痔瘻では，治療目標は瘻孔からの排液がなく通常の生活が送れるようになることであるため，内科治療を併用しながら，なるべく一次口 – 二次口間のsetonは早めに抜去し，瘻孔の閉鎖を目指すのがよいと思われる．

文献
1) Matsuoka K, et al:Characteristics of adult patients newly diagnosed with Crohn's disease: interim analysis of the nation-wide inception cohort registry study of patients with Crohn's disease in Japan (iCREST-CD). J Gastroenterol 57: 867-878, 2022
2) クローン病肛門部病変のすべて - 診断から治療まで -　厚生労働科学研究費補助金　難治性疾患等政策研究事業「難治性炎症性腸管障害に関する調査研究」（鈴木班）平成30年度分担研究報告書別冊，2019
3) 令和5年度改訂版　潰瘍性大腸炎・クローン病　診断基準・治療指針　厚生労働科学研究費補助金　難治性疾患等政策研究事業「難治性炎症性腸管障害に関する調査研究」（久松班）令和5年度分担研究報告書，2024
4) 服部和伸ほか：10代の痔瘻はクローン病か？　日本大腸肛門病会誌75(3)：124-128，2022
5) 栗原浩幸ほか：クローン病の痔瘻に対する根治手術症例の検討．日本大腸肛門病会誌76(2)：136-145，2023

E 直腸脱の手術

1 経会陰手術

a. Gant-Miwa 法

1）準 備

　腰椎麻酔下，ジャックナイフ体位で手術を開始する．重積腸管の先端をアリス鉗子で把持し，粘膜を損傷しないように愛護的に引き出す．腸管を可能な限り引き出すことが肝要である．すでに脱出した腸管を外側にめくるようにして順次腸管を引き出していく（**図1**）．

2）絞り染めの作製

　重積腸管の最先端部の粘膜と粘膜下層をペアン鉗子で把持して牽引する．歯状線に近い部分から結紮を行うと牽引が不十分な場合に修正できなくなるためである．2-0または1-0吸収糸を用いて把持した組織の粘膜下層深部に刺通結紮を行う（**図2**）．糸が細すぎると十分な大きさの結紮玉ができないことと，結紮の力が強すぎると粘膜が切れてしまうので太めの糸が望ましい．術後長く結紮玉が残る場合があるので非吸収糸よりも吸収糸のほうが適している．

　針の刺入部が筋層に深くかかると腸管の壊死をきたす可能性があるので注意が必要である．結紮でできる玉の大きさは 10 mm 前後を目標とする（**図3**）．結紮部分は脱落を促すために強めに結紮を行う．

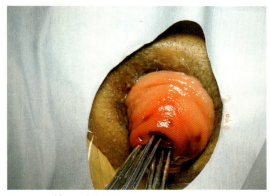
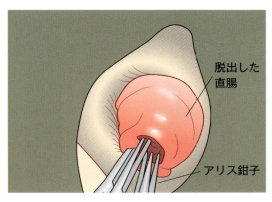

図1　腸管の引きだし
アリス鉗子で順次腸管を可能な限り引き出す．

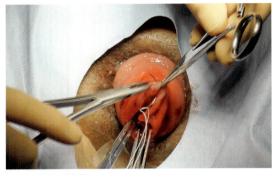

図2 刺通結紮
筋層に深くかからないように注意する．

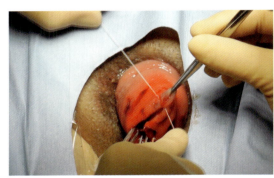
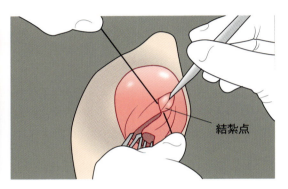

図3 結紮
結紮の大きさは10mm前後をめやすとする．

3）結紮の継続

　まず先端部の4点を結紮する．直腸内腔が中心に来るように留意する．先端を結紮した糸は残しておき，今後の結紮操作の際の牽引に用いる．残した糸を牽引しながら結紮操作を外側，肛門側へと進める．

　結紮は順次らせん状に行う必要がある（**図4**）．結紮部位が縦に並ぶと術後の狭窄の原因になる．術中に示指を腸管内腔に挿入して狭窄がないことを確認する．同様の操作を順次外側，肛門側に向かって行う．結紮の間隔は粘膜の余剰の程度によるが，近接しすぎると粘膜を把持することが困難なだけでなく狭窄の原因になる．結紮が進むと粘膜に緊張が生じ，ペアン鉗子で粘膜を把持することが困難になるのでそれを終了のlandmarkとする．

　結紮操作は歯状線近傍までとし，歯状線に操作が及んではならない．歯状線に操作が及ぶと術後に強い疼痛が発生する．結紮の数は脱出腸管の長さや太さに依存するが概ね数十個である．結紮操作の途中で粘膜が裂けて出血する場合があるが，吸収糸を用いて縫合止血する．焼灼止血する方法もあるが術後出血を避けるために縫合止血を選択している．

4）手術の終了

　結紮が進むと腸管は自然に還納される（**図5**）．還納を確認したうえで最初に結紮した際の糸を切離して手術を終了する．

　一般的にGant-Miwa法は次項で述べるThiersch法と併用されることが多い．直腸脱症

E. 直腸脱の手術　141

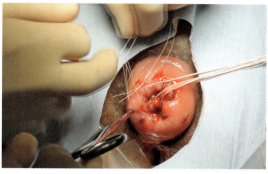
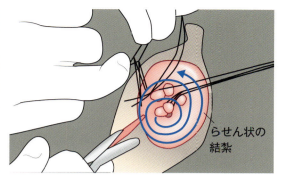

図4　結紮の継続
結紮は先端かららせん状に行う．

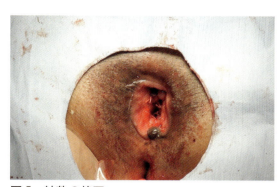
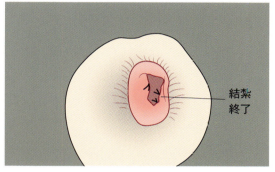

図5　結紮の終了
歯状線に結紮がかからないように注意する．結紮が終了すると腸管は自然に完納される．

例は括約筋機能が低下している場合が多く，Gant-Miwa法単独では再発率が高いためにThiersch法を付加してGMT法としている．

5）合併症とその対策

術後合併症として起こりうるのは出血である．少量であればエピネフリンガーゼの挿入で止血されるが，粘膜が避けている場合には縫合止血が必要である．

b. Thiersch法

Thiersch法は肛門管をとりまくように紐状の物質を肛門周囲皮下に挿入して肛門輪を縮小させて腸管の脱出を防ぐ方法である．原法では銀線を使用して肛門括約筋を取り囲むように挿入する．しかし，銀線を用いると肛門管内や皮膚に銀線が露出したり，挿入部位の潰瘍化などが問題となり，現在では採用されていない．その後，銅線，筋膜片やナイロン糸などの合成繊維糸が用いられてきた．

筆者らはテフロン製の紐を主として用いている．テフロン製の紐は幅があるため高い固定性があることが利点である．しかし，紐が太く，形状の問題から感染の防止や結び目の取り扱いに注意を要する．

1）準　備

腰椎麻酔下，ジャックナイフ体位で手術を開始する．異物を皮下に埋め込む操作のため，清潔操作とする必要がある．術前に肛門管内，肛門部皮膚を触診して内肛門括約筋，外肛門括約筋皮下部の位置を確認する．外肛門括約筋皮下部の位置は肛門輪より約2 cm外側である．

2）皮膚切開と皮下トンネルの作製

肛門輪から約2 cm外側の皮膚を3ヵ所，約1 cm切開する（図6）．切開は3ヵ所とも正中を避けるように配慮する．皮膚切開後，外肛門括約筋の外側であることを確認しながら皮下の剥離を行う．剥離が浅いと術後テープが皮膚に露出する．剥離が内側に寄りすぎると肛門管の上皮にテープが露出する．外肛門括約筋の外側で適切にテープをかける意識が必要である．

3）テフロン紐の挿入と縫縮

デシャン型誘導針を用いてテープを誘導する．誘導針の弧が小さいと肛門管の深い位置にテープを通すことが困難になるのでデシャン型誘導針は大きめのものを使うべきである．肛門粘膜や腟壁を穿通しないように示指で誘導しながら誘導針を挿入する（図7）．

テープの結紮は，結び目が前壁に来ないように留意する（図8）．前壁は脂肪が少ないた

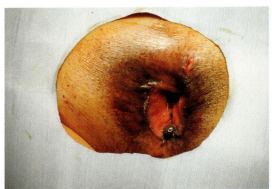

図6　皮膚切開
正中線を避けて切開する．

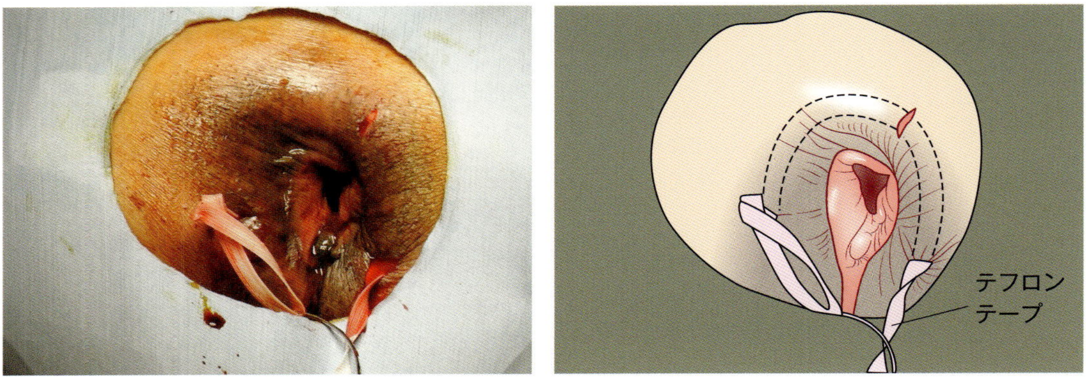

図7　皮下トンネルの作製とテフロンテープの挿入

め坐位になると結び目があたって痛みが発生する場合があるからである．テープは，示指が軽く締め付けられる程度に結紮する（図9）．結び目のゆるみを防止するために結び目を3-0の非吸収糸で刺入結紮する．結び目は皮膚切開部からずらすように埋没して皮膚を縫合する（図10）．

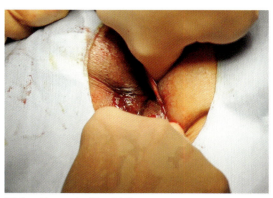
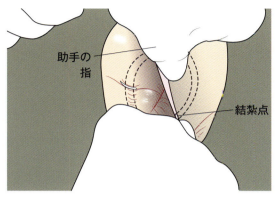

図8　テフロン紐の結紮
助手の指を挿入して内腔を確認する．

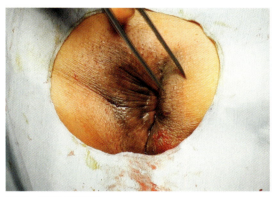

図9　結紮の終了
結び目をずらして埋没する．

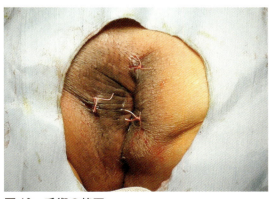
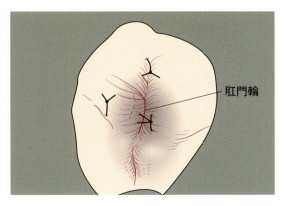

図10　手術の終了
切開部を縫合して手術を終了する．

4) 合併症と対策

テフロンテープの挿入位置が不適切な場合には皮膚にテープが露出する場合がある．また，感染が起こった場合には痛み，発熱，膿の流出がみられる．いずれの場合にもテープを抜去して創治癒，感染の消退を待つ必要がある．

c. Delorme 法

1) 準　備

腰椎麻酔下，ジャックナイフ体位で手術を開始する．脱出腸管の長さにもよるが，手術時間は 40 分から 1 時間を要するため，適宜鎮静薬などを使用して苦痛がないように留意する．

Gant-Miwa 法と同様に，重積腸管の先端をアリス鉗子で把持し，粘膜を損傷しないように愛護的に引き出す．腸管を可能な限り引き出すことが肝要である．すでに脱出した腸管を外側にめくるようにして順次腸管を引き出していく（図 11）．

2) 直腸粘膜の剥離

剥離に際しては landmark の設定が重要である．剥離の途中で剥離部位の誤認や次に切開を行う粘膜部位の同定に悩むときがあるので，最初に切開する部分を電気メスでマーキ

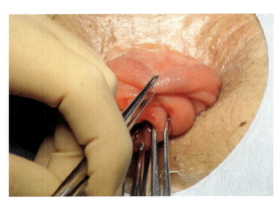

図 11　腸管の引きだし

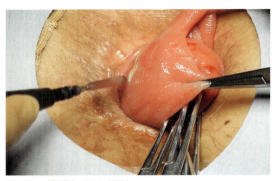
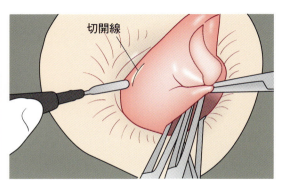

図 12　粘膜切開の開始
歯状線から 1cm の粘膜切開を行う．

ングしておくと便利である．歯状線から約 1 cm の粘膜を輪状に切開する（図 12，13）．

輪状のまま粘膜剥離を行い筒状に粘膜抜去する方法もあるが，肛門外に脱出した腸管が剥離の妨げになる場合があるため熟練が必要である．後壁側から粘膜剥離を開始して筋層を確認し，筋層を確実に温存する（図 14）．次いで側壁，前壁の剥離を行う．前壁側は視野が悪くなるので脱出腸管の牽引方向を工夫して視野を確保する必要がある（図 15）．粘膜を筒状にして牽引する．筒状に牽引できればその後の剥離は比較的容易である．

粘膜剥離は術前の脱出腸管長の 2 倍を目安にする（図 16）．これは，粘膜を牽引すると

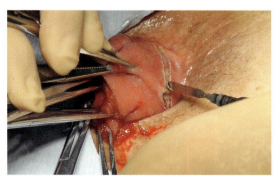

図 13　切開の連続
全周にわたって切開を行う．

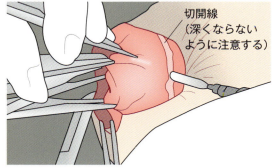

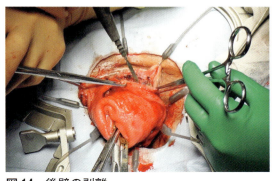

図 14　後壁の剥離
粘膜をめくり上げるようにして剥離する．

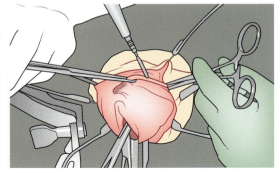

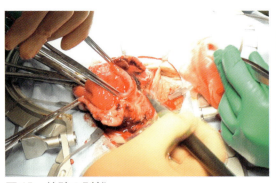

図 15　前壁の剥離
助手は腸管を背側に牽引する．筋層を確実に温存する．

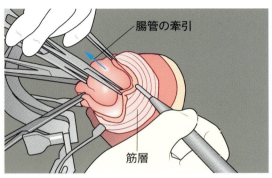

粘膜が伸びるため実際より長く測定されるためである．手技に慣れないうちは，腸管を可能な限り脱出させ，脱出させた腸管の先端やや口側の粘膜を輪状に切開する（図17）．

口側を肛門側の粘膜を縦に切開してこれをめくるようにして粘膜を剥離する（図18）．この方法を行うことによって剥離面が平面となり，視野が十分に確保される．ただし，スタートと終了を最初に規定するため手術開始時に脱出腸管を十分に引き出しておかないと不十分な手術になるので注意が必要である．脱出した直腸の先端部分は脱出還納を繰り返しているため炎症が強く，剥離の際に出血をきたしやすいことにも注意する．

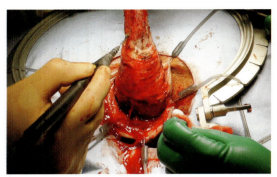
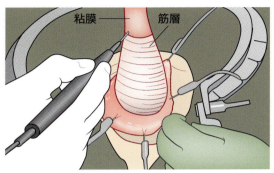

図16　筒状に牽引して粘膜剥離
筋層を温存する．

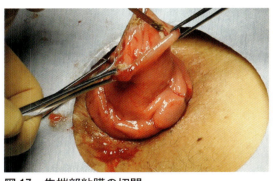

図17　先端部粘膜の切開
十分に腸管を引き出して行う必要がある．

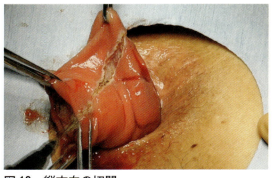
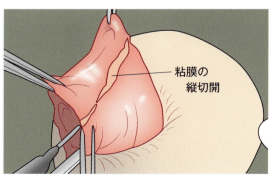

図18　縦方向の切開
歯状線近傍の切開部と腸管先端の切開部を縦に連続させる．

切開の開始部分と終了部分が最初に決定されるため，開始前のデザインが重要となる．腸管の脱転が不十分だと剥離範囲が小さくなってしまうため，開始前の脱転を十分に施行しておく必要がある．剥離は電気メスを用いて行う方法もあるが，バイポーラーシザースを用いると出血に対する制御も容易である（図19，20）．

3）粘膜の折りたたみと縫合

粘膜の剥離が終了したら止血を確認する．脱出腸管の先端の粘膜筋層に4-0モノフィラメントの吸収糸をかけ，次いで歯状線との中間の筋層にかける．さらに歯状線から1cmで剥離した部分にもかける．これを筆者らは12針縫合する（図21，22）．

縫合が終了すると脱出した腸管は自然に還納される（図23）．

4）合併症と対策

剥離面を誤認すると全層切開になりうる．炎症が高度であったり，以前にGant-Miwa法などの手術が行われていると粘膜下層の癒着が強く，剥離面の確認が困難になる場合がある．剥離層が深くなった場合には確実に縫合閉鎖する必要がある．筆者らは経験していないが，感染と出血がまれに報告されている．術中の十分な止血が重要である．

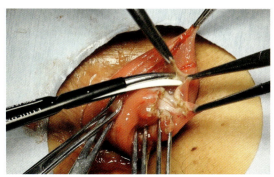
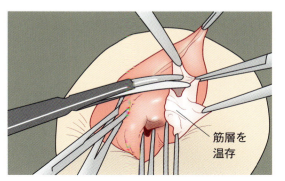

図19　粘膜の剥離
筋層を損傷しないように留意する．

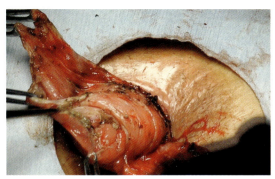
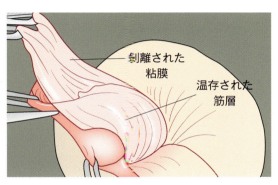

図20　粘膜剥離
全周にわたって粘膜を剥離する．

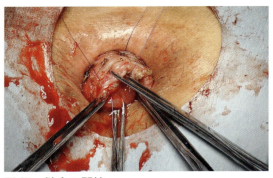
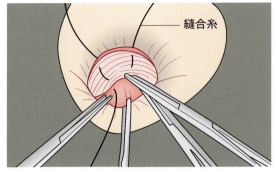

図21 縫合の開始

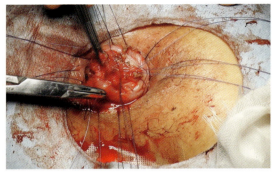
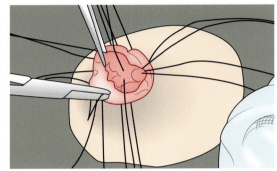

図22 縫合
12針行う.

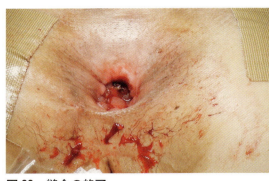
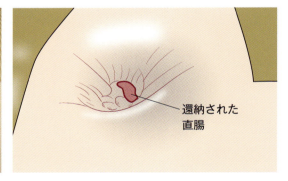

図23 縫合の終了
腸管は還納されている.

2 経腹的手術

a. 腹腔鏡下直腸固定術

　経腹的手術としては開腹手術と腹腔鏡下手術があるが，腹腔鏡下手術は開腹手術と比較すると手術時間は長くなるが低侵襲であるため疼痛管理，入院期間や腸管運動の回復に関しては明らかに腹腔鏡下手術が有利である．開腹手術と腹腔鏡下手術の再発率，合併症率

は同等である．また，開腹手術で行われている多くの術式は腹腔鏡下手術でも施行可能である．

人工物であるメッシュを用いると線維化が起こるとされている．術後にメッシュ感染を起こした場合にはメッシュの除去が望ましい．

筆者らは当初はメッシュを用いた Wells 法を行っていたが，メッシュを用いると腸管切除を行うことができないなどの欠点があるため，現在では suture rectopexy 法あるいは縫合の代わりに仙骨骨膜に剥離した腸間膜をタッキングする方法を採用している．

1）準　備

全身麻酔下で手術を行う．小開腹操作がないため硬膜外麻酔は行っていない．砕石位とし，大腿水平位としている．右腕は開かずに体幹につけておく．仰臥位でも手術は可能であるが，直腸の脱出程度や剥離操作の後の直腸の吊り上げの程度を確認するために砕石位としている．術者は患者の右側，助手はその対側，スコピストは術者の左側に立つ（図24）．

剥離に用いる器具はスパチュラ型電気メスが主体であるが，止血が必要な場合には超音波凝固切開装置を用いる．気腹圧は 10 mmHg としている．

2）皮膚切開とトロカールの位置

臍下部に 10 mm の皮切を置き直視下で腹腔内に至る．10 mm トロカールを挿入して気腹を行う．次いで左右の側腹部，左右下腹部に 5 mm のトロカールを挿入する．右下のポートはタッカーを用いる場合にはタッカーがまっすぐに刺入できるようにやや尾側，内側に置く（図25）．頭低位やや右下の体位をとる．

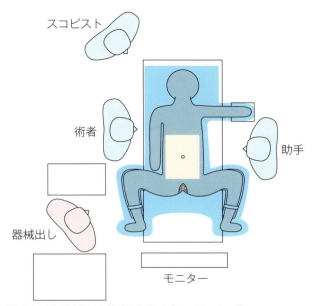

図24　腹腔鏡下直腸固定術のセッティング

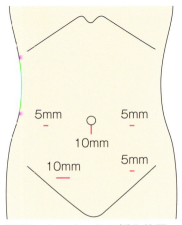

図25　トロカールの挿入位置

3）直腸間膜の剥離

女性では子宮がDouglas窩の展開の妨げとなるので腹壁から直針付きの糸を用いて子宮を腹側に吊り上げて固定する（図26）.

直腸脱症例では腸管が繰り返し肛門から脱出するため，腹膜翻転部が引き込まれて非常に深い部位に存在することが多い（図27）.

内側アプローチにて手術を開始する．S状結腸が長い症例が多いので腸管を十分に頭側に圧排した後にS状結腸間膜および直腸間膜を腹側に牽引して視野を確保する（図28）.

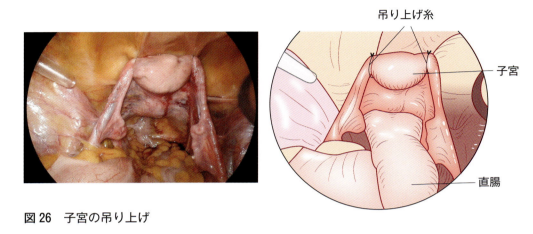

図26　子宮の吊り上げ

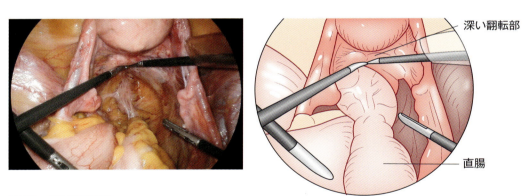

図27　深い翻転部

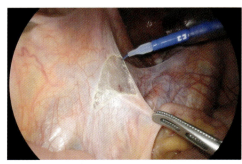
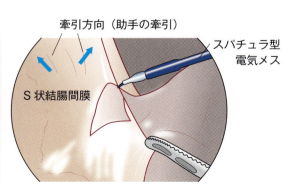

図28　S状結腸間膜の剥離開始
腸間膜を十分に展開する.

岬角付近の直腸間膜右側から切開を開始する．腹膜翻転部方向に向かってスパチュラ型電気メスを用いて切開する．total mesorectal excision（TME）の剥離層で直腸間膜を剥離する．下腹神経を確認しながら確実に温存する（図29）．直腸脱症例では直腸間膜，S状結腸間膜が伸びやすいので腸間膜の把持牽引が弱いと層を誤認しやすいので注意を要する．内側からTMEの層を保持しながら広く後壁，さらに左側に向かって剥離を進める．

剥離した部分にガーゼを挿入して（図30），次いで直腸左側に移る．左側の直腸間膜を切開すると右側からの剥離層と交通する（図31）．交通した部分をlandmarkにして頭側，尾側に剥離を進める．

S状結腸外側が左側腹壁に癒着しているが，この部分を剥離するとS状結腸がフリーに

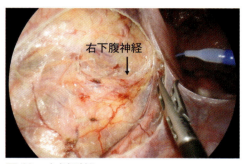

図29　右側剥離
右下腹神経を確認し，温存する．

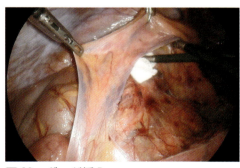

図30　ガーゼ挿入
左側からの剥離の準備．

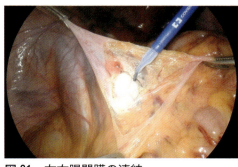
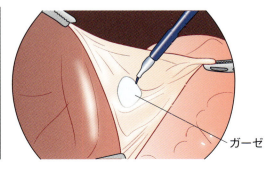

図31　左右腸間膜の連結
右側から挿入したガーゼがみられる．

なって骨盤底に落ち込み，術後の癒着や排便障害の原因になりうるのでこの剥離は行わない．S状結腸癌や直腸癌の手術ではこの剥離は必須であるが，直腸脱の手術では異なっている．

　腹膜翻転部近傍まで左側腸間膜を切開しておく．通常は術者と助手の協調した動作で視野の展開は可能であるが，視野確保が困難な場合には直腸牽引用のテープまたはガーゼを直腸に巻き付け，直腸を腹側に牽引して直腸背側の剥離を行う．下腹神経を損傷しないように注意してTMEの層を保持して剥離を進める．剥離は肛門挙筋のレベルまで行うことが必要である（図32）．

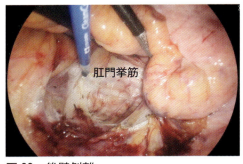

図32　後壁剥離
肛門挙筋まで十分に剥離する．

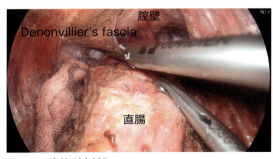

図33　腟後壁剥離
腟後壁を十分に剥離することでつり上げが完成される．

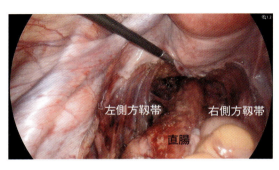
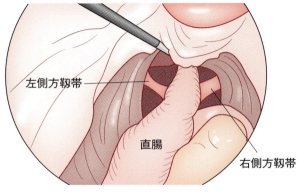

図34　側方靱帯の温存
側方靱帯は温存しつつ肛門側も剥離する．

次いで直腸前壁側の剥離を行う．男性では精嚢の尾側まで，女性では腟壁を十分に剥離するまで剥離する（図33）．前壁の剥離が不十分だと術後に前壁側から粘膜の脱出をきたすので十分な剥離が必要である．

前壁，後壁を十分に剥離した後に側壁の剥離を行う．下腹神経と仙骨神経をlandmarkにして側方靱帯の位置を確認し，側方靱帯の手前で一旦剥離を終了する．後壁からの剥離が十分行われていることを確認した後に，側方靱帯を温存して側方靱帯尾側の側壁を剥離する．側方靱帯を切離すると術後の排便障害が起こりうることが報告されている[1]ので損傷しないように注意して剥離する．側壁の剥離が後壁の剥離層と連続し，肛門挙筋に至ったところで剥離操作を終了する（図34）．

4）直腸固定

直腸を固定する前に十分に止血を確認する．直腸が牽引され背側に固定されるため低位前方切除術の吻合後よりも小骨盤腔の視野を得ることが困難であり，固定前に確実に止血することが肝要である．

仙骨岬角付近が十分に剥離されていることを確認する．また，下腹神経や尿管の走行も確認しておく．助手は直腸を頭側，左側に牽引して視野を確保する．術者は固定する右側の腸間膜を把持してらせん形のタッカーを岬角付近の骨膜にタッキングする．タッキング前に神経，尿管，血管が間に介在していないことを再確認する．

タッキング用の器具には複数の種類のものがあるが，われわれは体内に異物を残さないことを目的として吸収性のものを使用している（図35）．

タッキングは通常左右3ヵ所ずつ行っている．タッキングは右下のポートから行う．まず右側のタッキングを行う（図36）．

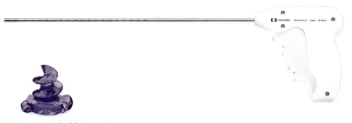

図35　吸収性タッカー

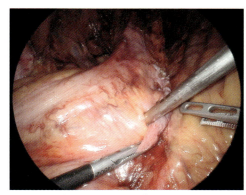

図36　右側のタッキング

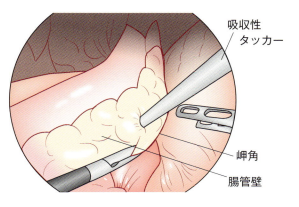

次いで左側のタッキングを行うが、右側が固定されているため視野の確保のために術者と助手の協調が重要である（図37）．直腸の牽引は右側のタッキングによって完成しているので助手は直腸を鉗子で内側に押すようにして仙骨岬角左側が視認できるようにする．術者は左側腸間膜を把持しつつ腸管を内側に押してタッキングの位置を確認する．タッキングは右側同様に3ヵ所行うようにする．この際，右下のポートが通常の直腸手術よりも内側に位置していることでタッキングが行いやすくなる．

5）腹膜翻転部の挙上と腹膜の修復

腹膜翻転部の挙上と腹膜の修復は必ず行っている．子宮や膀胱の後方への落ち込みを予防するためや腹膜翻転部を修復することは解剖学的に重要だと考えている（図38）．さらに，剥離したスペースに小腸や長いS状結腸が落ち込んで術後の腸閉塞や排便困難を予防する意味もある．3-0吸収糸を用いて縫合するが，返しのついた針付き糸を用いると結紮操作を省略できるので多用している（図39）．

6）手術の終了

すべての操作が終了したら再度止血を確認する．通常はドレーンは挿入しない．10 mmトロカールを挿入した部分の腹壁はヘルニアの予防のために縫合閉鎖する．皮膚を埋没縫合して手術を終了する．

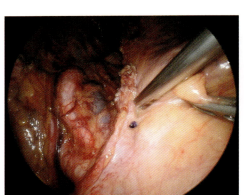
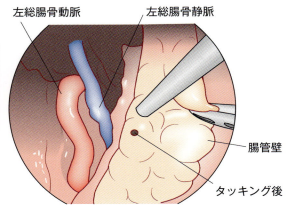

図37　左側のタッキング

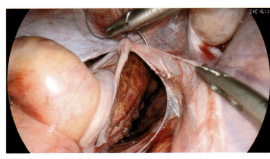
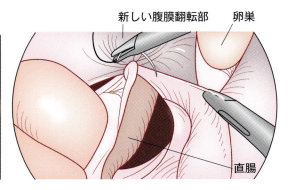

図38　腹膜縫合
新しい腹膜翻転部の作製．

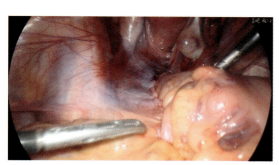 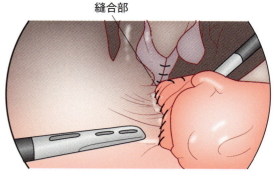

図39　腹膜縫合の終了

7) 術　後

　合併症は，一般的な腹腔鏡下手術において起こりうる合併症と同等である．腹腔鏡下直腸固定術に特有の手術関連合併症はないといえる．翌日から歩行可とし，食事を開始する．

文献

1) Bordeianou L, et al: Clinical Practice Guidelines for the Treatament of Rectal Prolapse. Dis Colon Rectum **60**: 1121-1131, 2017

156 第Ⅲ章 各論

F 膿皮症の手術

1 膿瘍期と慢性期

a. 膿皮症膿瘍期の手術方法

膿瘍期は切開排膿術が第一選択で，小病変の場合，局所麻酔下でドレナージを行うが，広範囲の場合は腰椎麻酔，必要に応じ全身麻酔も考慮する必要がある．

ドレナージは皮膚の一部を切除するなど大き目に作り，ドレナージ不良を回避することも重要である．また皮下に不良肉芽が充満している場合は可及的に掻把除去することも根治手術時に切除範囲を最小限にとどめることに役立つ．

b. 膿皮症慢性期の手術方法

1）術前準備

a）麻酔法

腰椎麻酔で通常の肛門手術よりも高位のレベル（L1）までが望ましいが，広範囲症例では背部，大腿，陰嚢まで広がっていることもありこの場合，全身麻酔を併用する．

b）体位

通常の肛門手術と同様にジャックナイフ体位で行うが，部位によっては，術中仰臥位のほうが手術しやすい場合もあり，適宜体位変換を行う．

2）病変の範囲診断

基本は視診により皮膚の変色部位，排膿口を観察し，硬結部位や皮下の不良肉芽のために脆弱な薄く弱い皮膚を触診することにより膿皮症の範囲診断を行う．体表からの視診触診により範囲診断が可能なことが多いが，硬結が明らかでない場合は当院では超音波検査を行い範囲診断を行っている．

また膿皮症は，痔瘻を合併することもあり肛門管とのつながりを確認することが重要である．

2 手術創のデザイン

まずは前述のごとく，膿瘍期にいかに切開排膿ドレナージを行い消炎させるかがポイントである．

F. 膿皮症の手術　157

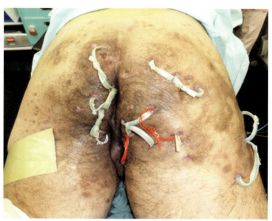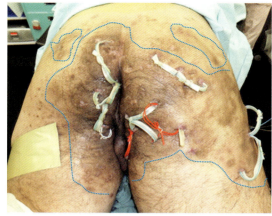

図1　膿皮症切除範囲

a. 皮膚切開範囲の決定

　　基本は色調変化のある皮膚のやや外側の正常皮膚と考えられる部位に切除線を設定する（図1）．孤立性の病変が皮下瘻管で交通している場合は各病変ごとに切除線を決定する．
　　二次口がある場合はゾンデやケリー鉗子を挿入し皮下のスペースの大きさや複雑に走行する瘻管の走行を確認し，切除範囲を決定する．

b. 皮膚および皮下組織切除

　　切除線に沿い電気メスで皮膚切開し，皮下脂肪組織を含めて病変を切除する．切除時に不良肉芽や膿瘍のスペースを認めた場合は，さらに外側の皮膚切開を追加し病変の遺残がないようにする．

c. 遺残瘻管，病変間瘻管の切除

　　切除後，ゾンデやケリー鉗子を用いて創縁から遺残瘻管の有無を確認し，遺残瘻管を認めた場合は瘻管の先端部よりやや外側の皮膚まで追加切除する．また病変間に瘻管を認めた場合は皮下で瘻管をくり抜き，病変間の皮膚を可及的に温存し，各病変を交通させる（図2）．
　　皮下で瘻管を認める場合と，皮下脂肪組織内に瘻管を複数形成して交通することがあり，すべての瘻管を切除し再発を予防することが必要である．脂肪組織は創傷治癒の面からも必要以上に切除する必要はなく，病変部，瘻管部以外の脂肪組織は切除しないよう注意する必要がある．
　　多くの場合，創閉鎖は困難であり，基本的には創部は開放創とする．一括切除で切除部位が広範囲の場合，創を固定縮小させる，創縁部の止血目的などで創縁を結紮固定（marsupialization）するが，小範囲のものは疼痛などの問題があり必ずしも必要ではない（図3）．

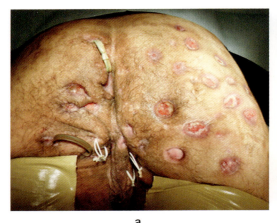
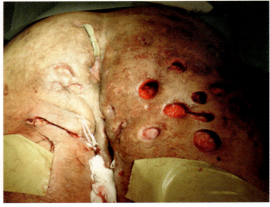

図2　臀部の膿皮症切除の前(a)後(b)

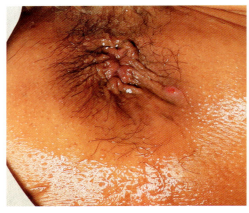
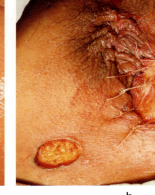

図3　肛門部の膿皮症切除の前(a)後(b)

3　痔瘻を合併している場合

　当院で痔瘻を合併している症例を13.2％に認めた．痔瘻を合併している膿皮症の症例では膿皮症の消炎後，膿皮症の治癒にかかわらず，痔瘻根治術を行う必要がある．広範囲膿皮症の場合，必ずしも一期的手術にこだわる必要はなく痔瘻根治術後に膿皮切除術を二期的に行うことも考慮する．

　広範囲膿皮症の場合，触診のみでは痔瘻の病型を判断するのが難しい場合がある．経肛門的超音波検査で痔瘻の病型を診断することができる(**図4**)．

　根治術の際，膿皮症による慢性炎症が波及し，肛門管が硬く筋縫合や粘膜縫合が困難な場合がある(**図5**)．その場合は切開開放術を行うこととなる．

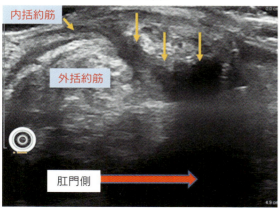
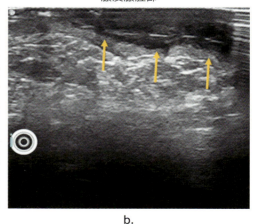

図4 経肛門的超音波検査
a：肛門6時方向に痔瘻を認める．
b：皮下には広範囲に膿皮症を認める．

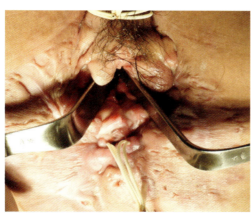
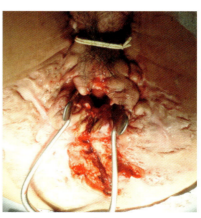

図5 痔瘻合併膿皮症に対する根治術
a：後方が6時方向．
b：切開開放術を行った．

4 病変が広範囲の場合

a. 手術方法の工夫

　病変が左右両側に存在する場合や鼠径部，陰囊，会陰部まで広範囲に及ぶ症例もあり（**図6**），一期的な手術では術後の生活に多大な影響を及ぼすと考えられ，分割による複数回手術を考慮する必要がある．

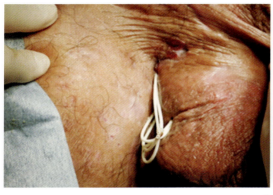
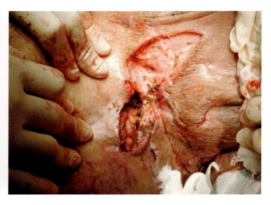
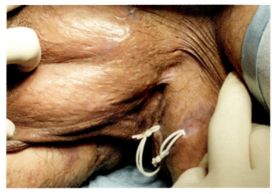
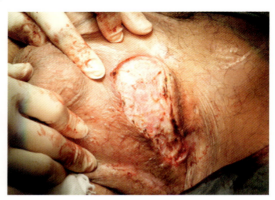

図6　病変が広範囲の場合の膿皮症手術例
a：鼠径部の術前（左）術後（右）
b：大腿部の術前（左）術後（右）

　　術式の工夫として，健常な皮膚をメッシュ状に残し，皮下組織を可及的に切除する．皮膚を可及的に温存することにより術後の疼痛はごく軽度となり，術後出血もなく，すべての手術を2～3日の入院で無理なく行うことができる．遺残病変に対しての手術を複数回行うが，その結果創部は瘢痕治癒し，介在する皮膚もよく温存され，炎症が沈静化した皮膚は色調も硬さも正常化する．このような症例では，温存した皮膚がメッシュの役割を果たしているような状況になり，創面の保護疼痛の予防にも有効であると思われる．

　　最終的に治癒までに数ヵ月，数年と長期にわたる例もある．**図7**は**図1**の症例を8回にわたる手術に分割して治癒させた症例である．当院の過去のHSの手術回数は1～9回まで認めた．

　　また，広範囲の瘢痕や瘻管を形成した場合には，広範囲切除後形成外科と協力し植皮を行う．

F. 膿皮症の手術   **161**

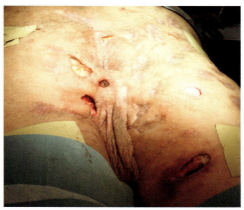

図7　広範囲膿皮症の初回術後480日目の所見

b. アダリムマブ併用療法

　2019年2月から化膿性汗腺炎(hidradenitis suppurativa：HS)にはアダリムマブが保険適用となったため，以前は外科切除単独であったが，現在はアダリムマブによる治療(図8)を併用することが多い．アダリムマブにより炎症を抑制し，範囲を縮小させた後(図9)に外科的全切除を行う．アダリムマブを併用するケースと目的を3点にまとめる．

①広範囲な局面を形成している場合：ある程度アダリムマブ等で炎症を抑制し，範囲を縮小させた後に外科的全切除を行う．
②孤立性病変が多発している場合など：可能な限り外科的切除を行い，切除後の新生，再発の抑制あるいは残存病変に対し，アダリムマブ等の投与を考慮する．
③全身の他部位にHSを認める場合：腋窩，乳腺，顔面など(図8)．

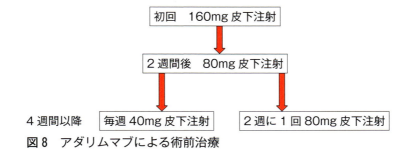

図8　アダリムマブによる術前治療

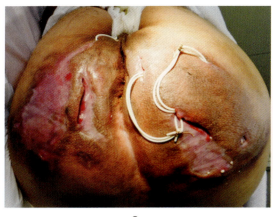 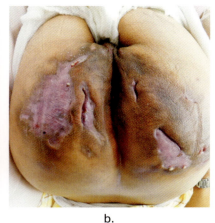

図9　アダリムマブ治療による病変範囲の縮小
a：投与開始後120日．
b：投与開始後258日．

5 術後合併症と対処方法

a. 出　血

　創部が広範囲に及んだ場合出血リスクは高くなるが，基本は局所麻酔下での止血術で対応可能である．

b. 感　染

　術後翌日から入浴を含め洗浄で創部の清潔を保つ．必要に応じ軟膏などの使用も考慮する．抗菌薬投与は必ずしも必要ないが，創が広範囲の場合など必要に応じて投与する．

c. 疼　痛

　他の肛門疾患手術と同様に，術後鎮痛薬を適宜処方する．広範囲に及んだ場合は定期的な鎮痛薬投与が有効である．

d. 膿皮症の再燃

　小範囲であれば局所麻酔下での切除を行うが，瘻管が複雑に分岐する症例も少なくなく腰椎麻酔下での再手術を行うことが多い．

文献
1）下島裕寛ほか：膿皮症・毛巣洞の手術．手術 **70**：1219-1226，2016
2）照井　正ほか：化膿性汗腺炎　診断・治療ハンドブック

G 毛巣洞の手術

1 手術の概要

a. 麻酔, 体位, 入院期間

当院では麻酔は腰椎麻酔で行っている. 病変が仙骨上方まで進展している可能性があるため, 麻酔はL5レベルまで効果が出るようにする. 体位は通常の肛門手術と同様, ジャックナイフ体位で行う. 入院当日に手術を行い, 翌日に退院することが多い.

b. 手術前準備

両臀部をテープで展開して視野を確保する. 毛巣洞は毛髪が刺入することが発生要因の1つであるので, 治癒遷延や再発の防止のため, 病変周囲を剃毛しておくことが望ましい.

c. 病変の範囲診断

手術時, まずは触診で硬結部位を確認する. 皮下瘻管は水平方向や垂直方向に複数伸びて盲端になっていることがあるため, 皮膚に瘻孔がある場合はそこからゾンデやケリー鉗子などを挿入して瘻管の走行を確認し, 切除範囲を決定する(図1).

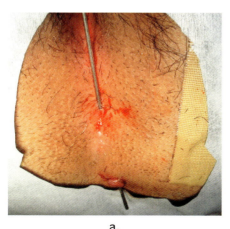
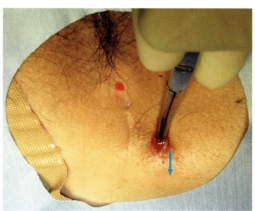

a.　　　　　　　　　　　　　　　　　b.

図1　瘻管の確認
a：瘻孔間でゾンデが貫通している.
b：瘻孔間より口側に瘻管が伸びている.

2 手術創のデザイン

皮膚の瘻孔からゾンデやケリー鉗子が挿入できる場合は，それをガイドとして瘻管を開放する（**図2**）．病変を切除する場合は，垂直方向は仙骨が露出しないよう注意しながら，仙骨の筋膜上まで瘻管周囲の脂肪組織を含めて瘻管を完全に切除する（**図3**）．切除後，鉗子などを用いて皮下に枝分かれしている残存瘻管がないことを確認し，認めた場合は追加で開放または切除を行う．

病変を完全に切除するのではなく，瘻管を開放して内部の不良肉芽部分を鋭匙などを用いて掻把する方法もある．ただし創を閉鎖する場合（後述）は，残存瘻管からの再発の可能性があるため，完全に病変を切除する必要がある．

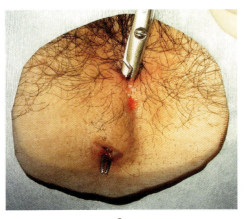 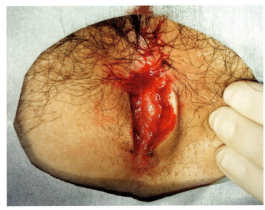

a.　　　　　　　　　　　　　　　　　　b.

図2　瘻管の開放
瘻孔から挿入したケリー鉗子をガイドとして(a)，瘻管を開放する(b)．

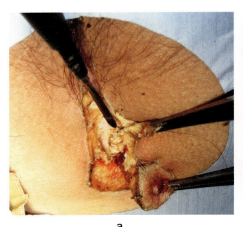 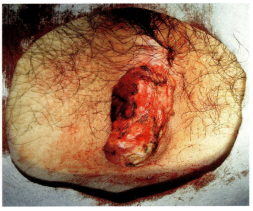

a.　　　　　　　　　　　　　　　　　　b.

図3　瘻管の切除
瘻管周囲の脂肪組織を含めて(a)瘻管を切除する(b)．

3 一次縫合は可能か，一次縫合できない場合の処置

瘻管切除後の創部に関しては，一期的に縫合閉鎖する方法と，開放創で二次治癒とする方法がある（図4）．創が広範囲になる場合は，形成外科や皮膚科での皮膚移植も検討する．縫合閉鎖する場合は，単純縫合閉鎖（図5）以外に，Goligher法（図6），V-Y Plasty（図7）などがある[1-4]．

仙骨部は坐位時など日常生活において緊張がかかりやすいため，閉鎖する場合で一番問題になるのは創離開である．多くの症例では一次縫合が可能ではあるが，当院のデータでは，一次縫合での創離開の率は約46％であった．

一次縫合ができない場合は造袋法（marsupialization）（図8）を選択することが最も多い．造袋法は，皮膚-皮下と仙骨前筋膜を創全周にわたって縫合し，創を縮小させる方法である．当院では3-0吸収糸を使用して縫合し，抜糸は行わないことが多い．

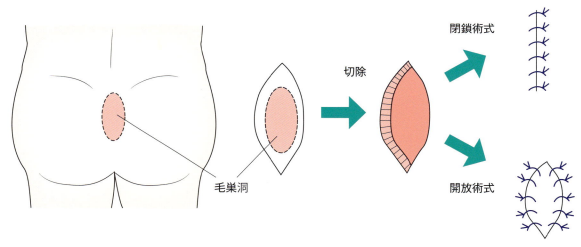

図4 瘻管切除後の創部の処理

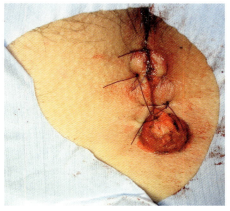

図5 単純縫合閉鎖

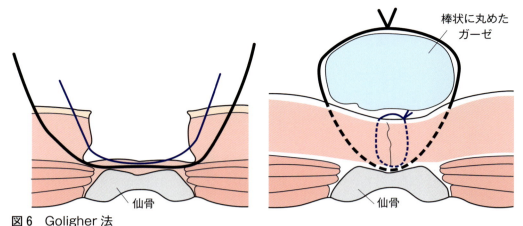

図6 Goligher 法
単純閉鎖した創の上に棒状にしたガーゼを乗せて創ごと結紮し圧迫固定する．

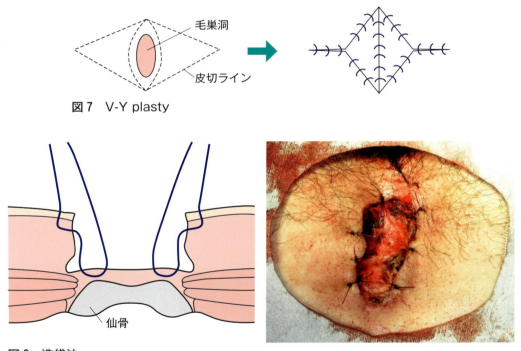

図7 V-Y plasty

図8 造袋法

　造袋法をはじめとする開放術式の問題点としては，治癒までの期間がかかることが挙げられる．当院のデータでは，創離開しなかった場合の一期的縫合閉鎖では，創治癒までの期間が27日程度であったのに対し，造袋法では72日程度と，治癒まで約3倍の時間がかかっていた．また，肛門の手術創と同様，体の正中の創は治癒が遷延しやすいこともあり，閉鎖術式より再発のリスクが高くなる．
　治癒が遷延する場合は，離開した創表面に不良肉芽が覆うことが多いため，腐食作用を持つ硝酸銀を用いて化学的に焼灼し，創治癒を促す．また，手術前から治癒までの間のこまめな除毛や体重減量，坐位による圧迫時間を減らすことも治癒遷延を防ぐ方法となる．

文献

1）寺田俊明：毛巣洞の診断と外科手術. 臨床外科 **77**：975-981, 2022
2）下島裕寛：膿皮症・毛巣洞の手術. 手術 **70**：1219-1226, 2016
3）高原英作ほか：毛巣洞に対する単純縫合と菱形皮弁の術後合併症の比較. 形成外科 **63**：912-925, 2020
4）新垣淳也ほか：毛巣洞に対する V-Y plasty の手技と成績. 日本大腸肛門病学会誌 **6**：310-316, 2014

H 尖圭コンジローマの手術

1 コンジローマの切除方法

　病変の範囲，大きさ，肛門管内にあるかどうかによって局所麻酔で切除するか腰椎麻酔で切除するかを選択する．腰椎麻酔の場合，ほとんどの症例で当院ではサドル麻酔とし日帰り手術を行っている．

　コンジローマの切除は，エピネフリン添加の生理食塩水を皮下または肛門上皮下に注射し病変部を baloon up したあと，鑷子で把持し剪刃にて切除する．深さは真皮層までの切除とする（図1～4）．これにより，ほとんどの健常皮膚と粘膜は温存可能となる．鑷子で

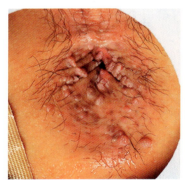
a.
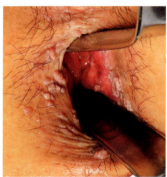
b.
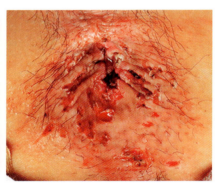
c.

図1　肛門部・肛門管尖圭コンジローマの切除①
a：肛門部の尖圭コンジローマ．b：肛門管内にもコンジローマを認める．c：切除後．

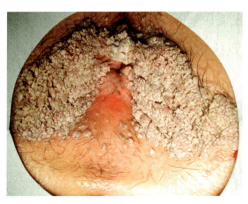
a.
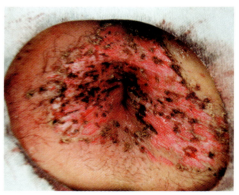
b.

図2　肛門部尖圭コンジローマの切除②（a：切除前，b：切除後）

H. 尖圭コンジローマの手術　　**169**

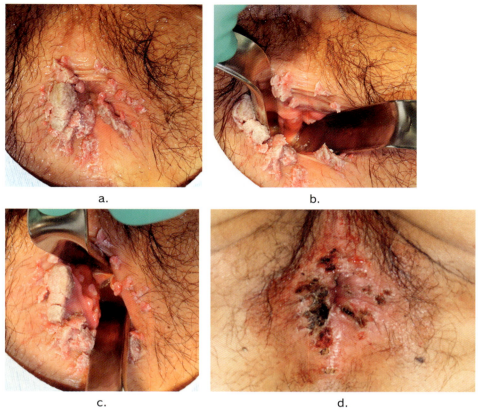

図3　肛門部・肛門管尖圭コンジローマの切除③
a-c：肛門管内にも多発している．d：切除後．

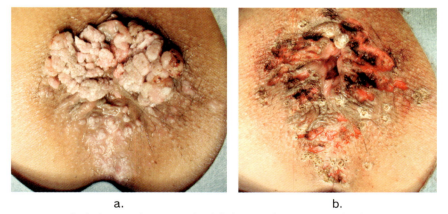

図4　肛門部尖圭コンジローマの切除④（a：切除前，b：切除後）

　把持できない病変や平坦な病変は電気メスによる凝固焼灼を行う．
　痔核直上に尖圭コンジローマを認める場合は同時に痔核切除を行う場合もある．

2 手術以外の治療法

a. 内科的治療

以下の4つの方法がある.
①イミキモド5%クリーム(ベセルナ®クリーム),80～90%の三塩化(二塩化)酢酸の外用
②インターフェロンの局所注射,10～25%のポドフィリンアルコール溶液
③0.5%ポドフィロックス溶液またはゲル,5-フルオロウラシル(5-FU)軟膏
④緑茶抽出物軟膏(Sinecatechins軟膏)
まれに肛門部の衛生処置のみで自然消失する場合も経験している.

b. 外科的治療

CO_2レーザー蒸散術,電気メス焼灼術,液体窒素による凍結療法などがある.

c. HPVワクチン接種とその効果

4価ワクチン開始から10年を経た世界中の肛門性器疣贅発症に関して,2014～2018年までに出された論文のメタ解析が実施された.接種後5～8年後に肛門性器疣贅の発症は,15～19歳で67%,20～24歳で54%,25～29歳女性で31%減少した.驚くべきことには,接種後5～8年後15～19歳20～24歳のワクチン未接種の男性においても有意な減少が観察された(集団予防効果).さらに,そのような予防効果は対象者の50%以上にHPVワクチンが接種された地国や地域で顕著であるとされた[1].

3 術後合併症と対処方法

a. 出　血

表層の出血であり酸化セルロース,またはバイポーラでの止血が可能である.切除の際,深く切り込まないことが重要である.

b. 治癒遷延,裂肛形成

排便コントロール,軟膏使用を行う.

c. 肛門狭窄

全周性のコンジローマの切除の際は可能な限り正常粘膜を温存することが重要である.

瘢痕により肛門狭窄をきたすことがある．その場合は狭窄解除術が必要である．また，一期手術を行うと術後の狭窄，瘢痕をきたす場合は二期的な手術を考慮する必要がある．

d. 再　発

当院での再発率は 51%（男性 55%，女性 39%）であった．再切除回数は 1 〜 14 回まであり，再発期間は最短 9 日で最長 1288 日，中央値は 130 日であった．

再発症例に対しても大きさ，範囲，肛門管内の病変の有無により局所麻酔，または腰椎麻酔を選択する．

難治，再発の原因としてパートナーのピンポン感染があり，パートナーの治療が重要である．

文献
1）笹川寿之ほか：HPV と良性腫瘍（尖圭コンジローマなど）．臨床とウイルス **51**: 23-28, 2023

索　引

和　文

ア・イ

アダリムマブ 39,161

易感染性 58,59
移行帯上皮 7
遺残膿瘍 131
Ⅰ型痔瘻 102,103
一次口 104,105,109,114,121
1日入院手術 48
インターロッキング縫合 70
陰部神経 10

ウ・エ

宇井式開肛器 54

会陰横筋 9
会陰腱 8
会陰神経 10
炎症性腸疾患 24,61

カ

外肛門括約筋 8
　——深部 8
　——浅部 8
　——皮下部 8,30
外痔核 12
外痔静脈叢 10
回腸嚢肛門管吻合術 61
解剖学的肛門管 6
潰瘍性大腸炎 22,61
外来手術 47
過剰切除 71
硬い膿瘍壁 28,117
下直腸静脈 10
下直腸動脈 10
括約筋温存術（肛門機能温存術式）
　31,103,121-123,130
括約筋縫合術 121-123
化膿性汗腺炎 26,36,161
　——診断基準 38
　——重症度の動的評価のためのスコ
　アリングシステム 39
肝機能障害 59
肝硬変 59
環状の切開創 30
嵌頓痔核 13,71

キ・ク

機能温存 3,30,112

球海綿体筋 9
凝固異常 60
局所麻酔 47
筋間溝 8

クリプトフック 55

ケ

経肛門的超音波検査 28,114
係蹄 9
外科的肛門管 6
結紮切除術 12,21,64,84,100
減張切開 98

コ

高位括約筋間隙（ⅡH） 10
高位筋間痔瘻 26,103
高位筋間膿瘍 26,115
高位坐骨直腸窩（ⅢH） 11
硬化療法 77,84
抗血栓薬 48,60
広範囲膿皮症 158,159
肛門陰窩 7,22,121
　——，大腸内視鏡検査反転像 22
肛門縁 6
肛門潰瘍 21,22
肛門拡張術 21,94
肛門括約筋機能訓練 131
肛門括約筋機能障害 28,131
肛門癌 19
肛門管の定義 6
肛門狭窄 83,94
肛門鏡 横浜 MODEL 53
肛門挙筋 9
　——下痔瘻 113
　——上痔瘻 127
肛門クッション 10
肛門周囲膿瘍 22,24
　——，術後合併 82
肛門周囲皮膚 7
肛門上皮 7
肛門腺 7
肛門柱 6
肛門直腸角 9,114
肛門洞 6
肛門内圧 7
　——検査 28
肛門乳頭 7
肛門粘膜下筋 7
肛門尾骨靱帯 7
骨盤直腸窩 11

サ

——痔瘻 11,127
——膿瘍 26,114,127
5%PAO法 13,77,84
ゴム輪結紮法 81
根治性 3,30,112

再開通（再発痔瘻） 131
　——の予防 109
最大随意収縮圧 8,28
最大静止圧 8,28
鎖肛 16
坐骨海綿体筋 9
坐骨直腸窩 10,113
　——痔瘻 11,102,116
　——中隔 11
　——膿瘍 11,26,114,115
サドルブロック 48
Ⅲ型痔瘻 102,113,115

シ

痔核（手術） 12,64
　——結紮器 54
　——周囲の動脈の走行 65
　——手術における周術期管理 13
　——，剥離と切離の手順 69
歯状線 7
シートンドレナージ法 31
若年者の痔瘻 134
ジャックナイフ体位 51
シャトル型開肛器 ☞肛門鏡 横浜
　MODEL
縦走筋 7
周堤様皮垂 21
手技のスタンダード化 2
手術部位感染 58
術後括約筋不全（肛門機能障害） 94,112
術後感染 82
術後肛門狭窄 71
術後肛門内圧低値 131
術後出血 15,82,131
術後疼痛軽減 48
術中出血 80
　——予防 48
上直腸静脈 10
上直腸動脈 10,69
静脈血栓 48
静脈麻酔 49
女性ホルモン剤 48
痔瘻（手術） 22,102
　再発—— 131

174　索引

――癌 32,135
――,膿皮症合併 26,158
――,膿瘍合併 128
――,分類と術式選択 102
前方・側方―― 130
馬蹄型―― 113,125
深会陰横筋 9
深外肛門括約筋 8
深肛門後隙 113
腎不全 59
深部痔瘻 113,127
深部膿瘍 24

ス

ステロイド 58
――使用中止 87
隅越式開創器 54
隅越分類 24,102,113

セ

性行為感染症 19,44
脊髄くも膜下麻酔 ☛ 腰椎麻酔
脊椎疾患 48
切開開放術 31
切開排膿術 30
セッティング 51
浅会陰横筋 9
浅外肛門括約筋 8
尖圭コンジローマ(手術) 43,168
仙骨硬膜外麻酔 49
全周性痔核 74
全身麻酔 33,49
全閉鎖術式 65
前方・側方痔瘻 130
専門病院への紹介 2
前立腺炎 78,79

ソ

双指診 27
造袋法 165
創治癒遷延 58,59
創部感染 82
創部洗浄 14
創離開 165
組織間隙 10

タ

大腸全摘・回腸嚢肛門吻合術 61
大量出血 80
タッキング 149,153
多発痔瘻 109,130
ダルバドストロセル 137

チ

恥骨直腸筋 9,114
恥骨尾骨筋 9

中直腸静脈 10
中直腸動脈 10
腸骨尾骨筋 9
直腸外縦筋 7
直腸潰瘍(直腸肛門潰瘍) 22,79
直腸狭窄 79
直腸肛門周囲膿瘍 22,113,128
直腸肛門内圧検査 28
直腸肛門反射 7
直腸固定術 34
直腸重積 17,35
直腸静脈瘤 59
直腸脱(手術) 33,139
――,術式選択 34,35
直腸腟瘻 79
直腸内輪筋 7,69
直腸粘膜脱(手術) 16,69,81,86
直腸の固定状態 35
鎮静 49

テ

低位括約筋間隙(ⅡL) 10
低位筋間痔瘻 102
低位筋間膿瘍 25
低位坐骨直腸窩(ⅢL) 11
臀部慢性膿皮症 36

ト

透析 59
疼痛緩和 14
糖尿病 58
動脈結紮 69
動脈出血 65,80
動脈の拍動 80
凸型肛門 76
ドレナージ創 65,105
――,大きさ・深さ 65-67
――形成 21,95
――,早期閉鎖の回避 125

ナ

内外括約筋間隙 10,76
内外痔核合併 81
内肛門括約筋 7,31,69
内痔核 12
――切除術 81
内痔静脈叢 10

ニ

ⅡH型痔瘻 103,127
ⅡL型(ⅡLL型・ⅡLM型・ⅡLH型)
　痔瘻 102,103
二次口 121,125
――,直腸内 127
二次瘻管 114,121,125

ネ

粘膜壊死 78
粘膜下隙(ⅠH) 10
粘膜不整 90
粘膜縫縮 81

ノ

膿皮症(手術) 36,156
――,痔瘻合併 26,158

ハ

梅毒 20,44
排尿障害 78
排便コントロール 14,17,19,33
排便造影検査 35
馬蹄型痔瘻 113,125
晩期出血 48
半閉鎖術式 65

ヒ

日帰り手術 48
皮下外肛門括約筋 8
皮下隙(ⅠL) 10
皮下痔瘻 102
非乾酪性類上皮細胞肉芽腫 135
尾骨仙尾靱帯 8
皮垂形成 65,83
ヒトパピローマウイルス ☛ HPV

フ

腹腔鏡下直腸固定術 49,148
ブリストル便形状スケール 13
不良肉芽 105,109,131,156,166

ヘ

便失禁 33
ペンローズドレーン 31

ホ

縫合糸 56
放射線性直腸炎 59
放射線治療歴 59

マ・ミ

慢性膿皮症 26,36
慢性裂肛 20,22,94

免疫抑制薬 58

モ

毛巣洞(手術) 40,163
門脈圧亢進症 59

ユ・ヨ

有柄肛門鏡 53

用手拡張術 20,95
腰痛 48
腰椎麻酔 47,60
　　──後頭痛 48
Ⅳ型痔瘻 127

裂肛（手術） 19,94

瘻管開放 105
　　──術式 103
瘻管切除術 105

欧　文

A

advancement mucosal flap 121,130
aggressive ulcer 22
ALTA療法 12,59,78,84
Altemeier法 34
anal column 6
anal crypt 7,22,121
anal cushion 10
anal gland 7
anal papilla 7
anal sinus 6
anoderm 7
anorectal angle 9,114

B

BSFS（Bristol Stool Form Scale） 13
Buschke-Lowenstein 腫瘍 44

C

cavitating ulcer 135
Courtney腔 113
Crohn病 22,133
　　──の肛門潰瘍 19
　　──の痔瘻（手術） 133,137
cryptoglandular infection theory 7,22
cutting seton法 117-119

D

deep external anal sphincter muscle 8
Delorme法 34,144

E

external anal sphincter muscle 8
extrasphincteric fistula 23,127

F

fistulectomy法 105,130
fistulotomy法 103,104,106,107,130
FPOT（functional preservative operative technique for anal fistula） 103,109-111,117,121,124,130

G

Gant-Miwa法 139
Gant-Miwa-Thiersch（GMT）法 34
Goligher分類 12
Goligher法 165

H

Hanley変法 117,120
Herrmann線 7
high blind tract 23
hightract with rectal opening 23

Hilton線 7
HIV感染（AIDS） 20,44
HPV 43
　　──ワクチン 170
HS（hidradenitis suppurativa） 36,161
Hurley病期分類 39

I

IBD（inflammatory bowel disease） 24
IHS4（International hidradenitis suppurativa 4） 39
iliococcygeus muscle 9
inferior rectal artery 10
internal anal sphincter muscle 7
intersphincteric fistula 23,127
intersphincteric line 8
ischiorectal fossa 11

L

lay open法 103,130
LIFT（ligation of intersphincteric fistula tract）法 103,109-111,130

M・N

middle rectal artery 10
minimal seton法 130
MuRAL（mucopexy-recto anal lifting）法 17,86

non-caseating epithelioid cell granuloma 135

P

Parks分類 23,102,127
pelvirectal space 11
pubococcygeus muscle 9
puborectalis muscle 9
puborectalis sling 9

R

rectal opening without perianal opening type 23,127
resection rectopexy法 34
Ripstein法 34

S

seton法 30,103,117,130,136
SIFT-IS（subcutaneous incision of the fistula tract and internal sphincterotomy）法 130
simple low tract 23
SSG（sliding skin graft）法 21,97
　　──，合併症 98
SSI（surgical site infection） 58
subcutaneous external anal sphincter muscle 8

索　引　175

superficial external anal sphincter
    muscle 8
superior rectal artery 10
suprasphincteric fistula 23
suture rectopexy 法 34,149

T

Thiersch 法 141

tight seton 法 105,108
transsphincteric fistula 23,102,103,
    117,121
Treitz 筋 7

V

ventral rectopexy 法 34
V-Y Plasty 165

W

Wells 法 34,149
Whitehead 肛門 16
white line of Hilton 8

松島流 肛門疾患手術　なぜそうするのか？

2025 年 4 月 25 日　発行	監修者 松島　誠, 宮島伸宜
	編集者 松島小百合
	発行者 小立健太
	発行所 株式会社 南 江 堂
	〒113-8410 東京都文京区本郷三丁目 42 番 6 号
	☎(出版)03-3811-7236　(営業)03-3811-7239
	ホームページ https://www.nankodo.co.jp/
	印刷・製本 横山印刷
	装丁　渡邊真介

Surgery of the Anus Matsushima Method —Why and How we do it
© Nankodo Co., Ltd., 2025

定価はカバーに表示してあります.
落丁・乱丁の場合はお取り替えいたします.
ご意見・お問い合わせはホームページまでお寄せください.

Printed and Bound in Japan
ISBN978-4-524-21178-4

本書の無断複製を禁じます.

JCOPY 〈出版者著作権管理機構 委託出版物〉
本書の無断複製は, 著作権法上での例外を除き禁じられています. 複製される場合は, そのつど事前に,
出版者著作権管理機構(TEL 03-5244-5088, FAX 03-5244-5089, e-mail: info@jcopy.or.jp)の許諾
を得てください.

本書の複製(複写, スキャン, デジタルデータ化等)を無許諾で行う行為は, 著作権法上での限られた例外
(「私的使用のための複製」等)を除き禁じられています. 大学, 病院, 企業等の内部において, 業務上使
用する目的で上記の行為を行うことは私的使用には該当せず違法です. また私的使用であっても, 代行業
者等の第三者に依頼して上記の行為を行うことは違法です.